- 国家重点研发计划项目"国产创新高端医用腔镜系统与微创器
  （2022YFC2407300）
- 浙江省重点研发计划项目"创新医疗设备应用示范－基于医共体新型服务模式的创新医疗器械应用示范"（2021C03111）
- 浙江省医师协会临床工程师分会
- 浙江省医疗器械临床评价技术研究重点实验室

White Paper on the Development of
Clinical Engineering in Zhejiang Province

浙江省临床工程发展
—白皮书—

（2023）

主　编◎冯靖祎

副主编◎叶　俊　孙　静　徐晓峰

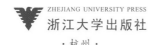

浙江大学出版社

·杭州·

图书在版编目（CIP）数据

浙江省临床工程发展白皮书. 2023 / 冯靖祎主编.

杭州：浙江大学出版社，2024. 9. -- ISBN 978-7-308

-25361-1

Ⅰ. R4

中国国家版本馆 CIP 数据核字第 2024SV8338 号

浙江省临床工程发展白皮书（2023）

冯靖祎　主　编

责任编辑	张　鸽　殷晓彤
责任校对	季　峥
封面设计	续设计—黄晓意
出版发行	浙江大学出版社
	（杭州市天目山路 148 号　邮政编码 310007）
	（网址：http://www.zjupress.com）
排　　版	杭州晨特广告有限公司
印　　刷	浙江省邮电印刷股份有限公司
开　　本	710mm×1000mm　1/16
印　　张	6.5
字　　数	120 千
版 印 次	2024 年 9 月第 1 版　2024 年 9 月第 1 次印刷
书　　号	ISBN 978-7-308-25361-1
定　　价	35.00 元

《浙江省临床工程发展白皮书(2023)》

编 委 会

主　编　冯靖祎

副主编　叶　俊　孙　静　徐晓峰

编　委　(按姓名拼音排序):

包　涛　蔡永辉　陈　革　高华敏　胡伟标

黄　昕　江　川　蒋左兵　金光波　金以勒

刘锦初　娄海芳　卢如意　吕颖莹　潘　瑾

祁建伟　沈国理　王慈勇　王吉鸣　王　侃

王清波　王之晨　王志康　奚肖玲　项　蒙

熊　伟　徐列波　徐小普　虞　成　张　倩

张乔冶　郑　焜　郑源源　周庆利　祝海洋

前　言

　　临床工程学是生物医学工程学的一个分支学科，其发展与医疗机构内临床工程师的整体能力和水平密切相关。在医疗机构内，医疗设备一般由医学工程部门负责管理，其管理成效反映了医疗机构临床工程学的建设与发展水平。近些年，随着医疗器械产业的蓬勃发展、新兴技术与管理理念在临床的应用，以及临床工程师在国家级重大专项领域作用的施展，我国临床工程学的整体水平得到了显著提升，总体呈现欣欣向荣的景象。由于起步较早，且得益于浙江大学和温州医科大学等生物医学工程专业的人才培养，浙江省临床工程学科跻身全国前列。为了全面、客观地了解浙江省临床工程的发展现状和趋势，浙江省医师协会临床工程师分会联合浙江省医疗器械临床评价技术研究重点实验室，于2023年4月发起浙江省医疗机构医疗设备管理现状基线调查，调研工作持续时间为2023年4月7—22日。

　　本次基线调查共有来自全省11个地级市的187家医疗机构参与，调研覆盖部门设置、医疗器械技术管理及临床工程师职业发展三大方面，涵盖医疗机构基本情况、医疗设备管理部门基本情况、部门人员、应用质量管理、技术评估、信息化管理、职称系列、继续教育与培训、科研发展等。《浙江省临床工程发展白皮书（2023）》通过数据整理与分析并结合文献研究，系统梳理了浙江省临床工程发展的现状，思考并提出了发展建议，以期为医疗机构管理者、临床工程部门管理者及相关从业人员了解浙江省医疗机构医疗设备管理现状、制定有关政策以及思考发展方向提供参考。

　　临床工程等各方面都在持续不断发展，本书针对当前掌握的知识与经验进行梳理和总结，若有不当之处，请不吝指出。同时，感谢参与本次调研的各医疗机构及其医学工程部门，感谢为本书提供专业指导的各位专家以及辛勤付出的各位编者。

冯靖祎

浙江省医师协会临床工程师分会　会长

浙江省医疗器械临床评价技术研究重点实验室　主任

目 录

★ CONTENTS

绪 论 ·· 01

第1章 部门设置 ··· 05

  1.1 医疗机构基本情况 ······································· 05

  1.2 部门基本情况 ··· 07

    1.2.1 部门名称与归属 ································· 07

    1.2.2 部门岗位设置 ··································· 08

  1.3 部门人员基本情况 ······································· 13

    1.3.1 概 述 ··· 13

    1.3.2 专业结构 ··· 14

    1.3.3 职称结构 ··· 25

    1.3.4 年龄结构 ··· 30

    1.3.5 从业年限 ··· 34

第2章 医疗器械技术管理 ······························· 41

  2.1 配置概况 ··· 41

  2.2 应用质量管理 ··· 44

    2.2.1 质量安全保障工作与组织架构 ········· 44

    2.2.2 维护管理 ··· 46

    2.2.3 质量控制管理 ··································· 54

    2.2.4 强制计量检定 ··································· 57

    2.2.5 不良事件 ··· 58

    2.2.6 医疗设备应急方案 ··························· 59

2.3　技术评估 ·· 60

    2.3.1　设备采购评价 ··· 60

    2.3.2　设备成本效益分析 ······························· 61

2.4　信息化管理 ·· 63

    2.4.1　医疗器械管理信息系统建设整体情况 ············· 63

    2.4.2　不同等级医疗机构医疗器械管理系统建设情况 ··· 64

第3章　临床工程职业发展 ································· 67

    3.1　职称系列 ·· 67

    3.2　继续教育与培训 ··· 68

        3.2.1　整体情况 ··· 68

        3.2.2　各地区三级甲等医疗机构继续教育情况 ········· 69

        3.2.3　不同等级医疗机构情况 ···························· 72

    3.3　科研发展 ·· 74

        3.3.1　整体情况 ··· 74

        3.3.2　不同等级医疗机构情况 ···························· 76

第4章　总结与展望 ··· 79

    4.1　挑　战 ·· 79

    4.2　浙江省实践 ·· 81

        4.2.1　浙江省医疗设备管理质量控制工作实践 ········· 81

        4.2.2　浙江省医疗设备示范推广工作实践 ··············· 81

        4.2.3　浙江省医疗器械评价工作实践 ··················· 82

        4.2.4　浙江省医疗设备创新转化实践 ··················· 83

    4.3　展　望 ·· 84

表格索引 ·· 85

图片索引 ·· 87

鸣　谢 ·· 91

参考文献 ·· 95

绪　论

临床工程学是生物医学工程学的一个重要分支,旨在将工程学与医学知识相结合,应用于临床医疗,以改善医疗设备与技术的设计、开发、维护和管理,提高医疗质量、安全性和效率。临床工程师是在临床工程学领域具备专业知识和技能的技术人员。他们通过将工程和管理技能应用于医疗,支持和促进患者的诊治。他们是现代医学与现代工程学之间的桥梁,其主要职责包括设备管理和维护、技术支持和培训、设备评估和选择、安全性管理、创新设备研究等。

浙江省的临床工程学科始创于 1983 年。1983 年,国家卫生部和浙江医科大学(现浙江大学医学院)邀请世界健康基金会(Health Opportunity for People Everywhere,HOPE)支持国家卫生服务、管理现代化,并签订援助协作项目协议。同年,在杭州设立 HOPE 中国办事处总部,临床工程项目是其合作项目之一,以培养临床工程师为目标,填补国内医院从事医疗设备管理维护的临床工程师的空白,为医学院校开设临床工程专业提供帮助和支持。1984 年,浙江医科大学在全国率先建立了第一个临床工程学专业,并培养了大批临床工程人才。与此同时,一些大型三甲医院,如浙江医科大学附属第一医院、浙江医科大学附属第二医院、浙江医院、浙江省人民医院等开始设立医学工程部门。1993年,中华医学会医学工程学分会成立。1994 年,浙江省医学会医学工程学分会成立后,其他省份也相继成立相关分会。2004 年,由中华医学会医学工程学分会主办、浙江省医学会医学工程学分会与科讯网承办的"国际医疗设备应用安全与质量管理"学术论坛在上海召开,在国内首次提出将医疗设备临床使用安全与质量管理作为医院临床工程的重要工作。2011 年,浙江省医学会医学工程学分会主办了首届医院临床工程师基础知识及技能培训班,旨在提升全省医院临床工程师的技能水平。2015 年,由国际医学与生物工程联合会临床工程部、中国生物医学工程学会临床工程分会联合主办的首届国际临床工程与医疗技术管理大会（International Clinical Engineering & Health Technology Management Congress，ICEHTMC）在杭州召开。作为临床工程领域的首次全球性会议，会上世界各地的业界专家共同研讨决定将每年的 10 月 21 日定为"国际临床工程日"。2018 年，浙江省医师协会临床工程师分会成立，该分会以"提升职业技能，打造临床工程师之家"为宗旨，举办了"医疗设备质控、售后服务技能培训下基层"和线上云巡讲等系列活动，以推进浙江省临床工程师队伍建设。2017 年和 2022 年，浙江省医师协会临床工程师分会分别牵头承担了"十三五"和"十四五"医疗器械应用示范和评价类国家重点研发计划项目，以推动国产医疗器械的发展。

随着创新医疗器械的快速发展，临床工程师在医疗领域的作用日益重要，这也对临床工程师的知识架构和技术水平提出了更高的要求及挑战。为了更好地了解我国临床工程师的人员队伍构成、素质能力，明确我国临床工程部门的发展现状，开展临床工程基线调研显得尤为必要。通过了解临床工程师的学历、年龄、职称、技能等各方面的情况，可以更好地配置人力资源，推动临床工程师队伍的专业化发展，提高医疗设备的管理和维护水平。只有拥有素质过硬的临床工程师队伍，才能更好地适应创新医疗器械的快速发展，为患者提供更加安全、高效的医疗服务。

浙江省是国内最早开展临床工程基线调研工作的省份之一。2011 年，浙江省医学会医学工程学分会调研了浙江省二级以上医院的临床工程部门，分析了不同等级医院的临床工程部门的人员配备、工作状况等方面的差异；同年，上海市医学会临床医学工程专科分会针对上海地区二级以上医院临床工程人员情况开展调查，从年龄、学历、职称等几个方面了解和分析了上海地区临床工程人员的基本情况及培训需求；次年，南京医学会临床医学工程分会调研了南京地区二级以上医院临床工程部门及从业人员的基本情况，分析了南京市区域内临床工程人员的素质和年龄结构等；2014 年，内蒙古自治区医学会医学工程学分会调研了区域内医疗机构临床工程部门人员数量和人员素质等情况；2020 年，中国医师协会临床工程师分会发布了中国临床工程师职业发展研究报告，抽样调查了 739 家三级医院和 454 家二级医院，总计 4499 名临床工程技术人员，对全国范围内临床工程技术人员的分布、工作开展、职称分布等情况进行了细致分析。

虽然各个省份乃至全国层面都开展了临床工程基线调研工作，但是调研内容主要集中在临床工程师的年龄、职称结构、学历结构等人员基本情况，对课题、论文等成果,以及医疗器械使用、设备维修状况等部门整体情况的调研工作相对较少。2019 年,浙江省医师协会临床工程师分会发起了临床工程发展现状的基线调查,对浙江省范围内临床工程部门的基本情况、人员基本情况、工作成果、医疗器械使用、设备维修维护、临床工程师认证等进行了全面系统的调研。2023 年,浙江省医师协会临床工程师分会再次发起临床工程基线调研工作,重新对浙江省范围内临床工程部门的最新现状进行了系统的调研,旨在通过对比 2019 年基线调研情况,详细梳理浙江省临床工程近四年的发展现状和发展趋势,分析浙江省临床工程近年来发展中存在的问题与面临的挑战,展望浙江省临床工程未来的发展方向。

本次调研覆盖浙江省 11 个地级市,共回收 187 份问卷。通过数据清洗、电话确认,最终采纳了 185 家医疗机构提交的数据较为完整的问卷作为分析对象。针对这 185 份问卷,通过内部单项数据间交叉比对,对部分单项数据做了插补修正处理,部分争议较大的单项数据予以剔除。本书对调研数据进行了整理与分析。全书采用描述性分析方法,计算得数为平均值,保留两位小数。注:本书内有关比例的数据修约间隔为 0.01%。本书内有关比例的数据是由原始值计算所得(如表 1.11、表 1.13 等),而不是由平均值(如表 1.10、表 1.12 等)计算所得(因用原始值计算得到的平均值有约进)。

第1章 部门设置

临床工程部门的发展与学科发展息息相关,相辅相成。临床工程部门的建立和发展是循序渐进的,并基于医院的管理要求不断专业化。本章从机构设立、人员职责、从事工作的人员专业和学历、部门内部人员的职称结构和年龄结构及从业年限等情况展开介绍,揭示了浙江省各医疗机构临床工程部门发展的总体情况。

1.1 医疗机构基本情况

此次参与调研的 185 家医疗机构在 11 个地级市的分布情况见表 1.1 和图 1.1,包含 8 家省级医疗机构和 177 家市级及以下医疗机构,主要来自绍兴、宁波、杭州、湖州和台州等地区,而来自衢州和舟山地区的医疗机构相对较少。

参与调研的 185 家医疗机构中,三级甲等、三级乙等、二级甲等和二级乙等医疗机构分别有 60 家、39 家、46 家和 25 家;综合性医疗机构最多(有 122 家)其他类型的医疗机构包括专科医疗机构、中医医疗机构、中西医结合医疗机构及其他医疗机构,分别有 32 家、24 家、3 家和 4 家。这些医疗机构中,公立医疗机构有 176 家,约占 95.14%,其余为非公立医疗机构。这些医疗机构的床位数情况及医疗服务情况见图 1.2 和图 1.3。二级以上医疗机构的床位配置和医疗服务量与医疗机构的等级呈正相关。

表 1.1　各地区参与调研的医疗机构数情况　　　　单位:家

地区	杭州	湖州	嘉兴	金华	丽水	宁波	衢州	绍兴	台州	温州	舟山
医疗机构数	24	19	12	16	15	28	6	34	17	12	2

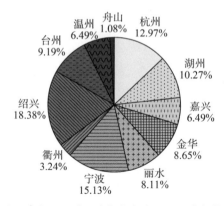

图 1.1 各地区参与调研的医疗机构数占调研医疗机构总数的比例

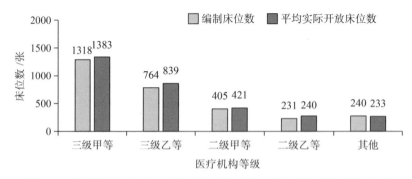

图 1.2 不同等级医疗机构平均编制床位数（张）和平均实际开放床位数（张）

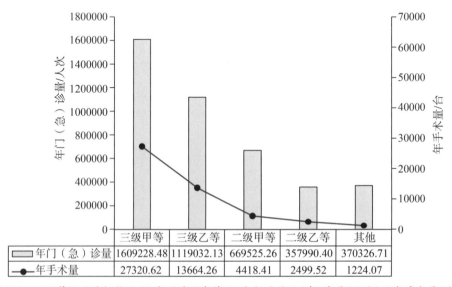

	三级甲等	三级乙等	二级甲等	二级乙等	其他
年门（急）诊量	1609228.48	1119032.13	669525.26	357990.40	370326.71
年手术量	27320.62	13664.26	4418.41	2499.52	1224.07

图 1.3 不同等级医疗机构 2022 年医疗服务情况,包括平均门(急)诊量(人次)及年手术量(台)

1.2　部门基本情况

　　医院临床工程部门的职能与医院组织管理及医院承担的外部职能密切相关。医疗器械技术管理是临床工程部门的基本职能。此外，一些医院的该部门还分担了医疗器械临床试验基地的职能工作，协助或承担了卫生健康委员会（简称卫健委）的设备推广中心工作，以及市场监督管理局的医疗设备质控中心工作等。职能的差异会带来部门名称、归属、岗位结构及工作职责等的差异，从部门情况可以窥见临床工程在医院的重要性。

1.2.1　部门名称与归属

　　参与调研的 185 家医疗机构分别提供了医疗设备管理部门的名称信息，统计结果见表 1.2。医疗设备管理部门在各家医院的名称各不相同，最常见的名称是"设备科（处、部）"，占比为 62.70％；其次为"（临床）医学工程部（科）"，占比为 16.22％；5.95％ 的医疗设备管理部门名称为"医学装备处（部、科）"；其他名称占比为 15.14％ *。名称往往与部门在医疗机构中承担的职能有关，但临床工程作为一个快速发展的独立学科，相对应的部门在各医疗机构中的职责和命名也有待进一步统一和规范。

表 1.2　医疗设备管理部门名称及对应的医疗机构数　　　　单位：家

名称	设备科（处、部）	（临床）医学工程部（科）	医学装备处（部、科）	其他
医疗机构数	116	30	11	28

　　医疗设备管理部门在医疗机构内的归属类别不同，统计结果见表 1.3。后勤、行政是其最主要的两种归属类别，占比分别为 67.57％ 和 29.19％。此外，2.16％ 的医疗机构将该部门归为医技类。在 1.08％ 的医疗机构内，该部门属于其他，如工程类。

---

　　*　本书内有关比例的数据修约间隔为 0.01％。

表 1.3　医疗设备管理部门在医疗机构内的归属类别及其对应的医疗机构数

单位：家

归属类别	后勤	行政	医技	其他
医疗机构数	125	54	4	2

1.2.2　部门岗位设置

1. 岗位结构情况

医疗设备管理部门人员的岗位主要分为工程技术岗和管理岗。各岗位的人数及占比情况分别见表 1.4 和图 1.4。工程技术岗人员最多，有 1008 人，占总人数的 58.74%；管理岗人员占比为 17.13%。整体看来，管理岗和工程技术岗人员配置约为 1:3.43。其他岗位人员可能承担了采购、库房管理等工作，这部分人员占比为 24.13%。总体上，工程技术人员的每百张床位人数为 0.74 人，管理人员为 0.21 人，其他人员为 0.30 人。

表 1.4　医疗设备管理部门在各个岗位的人员分布情况　　　　　单位：人

岗位	工程技术岗	管理岗	其他
总数*	1008	294	414
平均每家医疗机构相关岗位人数	5.45	1.59	2.24
平均每百张床位相关岗位人数**	0.74	0.21	0.30

注：* 部分医疗机构存在同一人兼工程技术岗与管理岗的情况，因此三个岗位合计人数比实际总人数（1682 人）要多。** 按编制床位数计算。

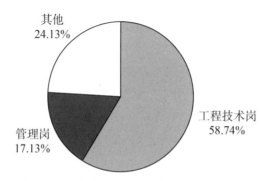

图 1.4　医疗设备管理部门在各个岗位的人员占比情况

(1)各地区三级甲等医疗机构情况

参与调研的各个地区三级甲等医疗机构医疗设备管理部门人员的岗位结构、平均每家医疗机构部门人数,以及工程技术岗和管理岗的人员比例情况见表 1.5,其中舟山、衢州两个地区由于参与调研的三级甲等医疗机构不足 3 家,故不纳入分析。杭州、嘉兴、宁波、温州四个地区三级甲等医疗机构的医疗设备管理部门平均人数较多,超过 14 人;湖州地区平均人数最少,为 7.20 人。工程技术岗人数与管理岗人数的比值最大的三个地区分别是杭州(5.97)、宁波(4.75)、温州(4.71)。平均每百张床位的临床工程技术岗位人数都不足 1 人,其中杭州地区每百张床位临床工程技术岗人数最高,为 0.96 人。

表 1.5 各地区三级甲等医疗机构医疗设备管理部门的岗位结构概况

所属区域	工程技术岗/人	管理岗/人	其他/人	平均每家医疗机构该部门人数/人	工程技术岗/管理岗人员配比	平均每百张床位工程技术岗人数*/人
杭州	221	37	44	21.57	5.97	0.96
湖州	28	6	2	7.20	4.67	0.64
嘉兴	30	20	10	15.00	1.50	0.69
金华	27	9	17	13.75	3.00	0.70
丽水	31	7	0	9.50	4.43	0.67
宁波	57	12	17	14.33	4.75	0.49
绍兴	55	12	37	11.25	4.58	0.75
台州	33	13	14	12.00	2.54	0.49
温州	66	14	7	14.50	4.71	0.66

注:* 按编制床位数计算。

(2)不同等级医疗机构情况

不同等级医疗机构的医疗设备管理部门人员的岗位结构、平均每家医疗机构人数,以及工程技术岗和管理岗的人员比例情况见表 1.6。该部门在三级甲等医疗机构的平均人数最多(14.30 人),工程技术岗人员与管理岗人员的比值也最大(约为 4.23)。除"其他"等级外,随着医疗机构等级下降,平均每家医疗机构的该部门人数和工程技术岗/管理岗人员配比减少。从三级甲等到二级乙等,不同等级医疗机构平均每百张床位的工程技术岗人数不足 0.8;"其他"等级医疗机构平均每百张床位的工程技术岗人数反而大于 1,这可能与其床位数少有关。

表1.6　不同等级医疗机构该部门的岗位结构概况

医疗机构等级	工程技术岗/人	管理岗/人	其他/人	平均每家医疗机构该部门人数/人	工程技术岗/管理岗人员配比	平均每百张床位工程技术岗人数*/人
三级甲等	571	135	164	14.30	4.23	0.72
三级乙等	216	66	132	10.31	3.27	0.72
二级甲等	147	52	67	5.63	2.83	0.79
二级乙等	36	29	38	4.12	1.24	0.62
其他	38	12	13	4.00	3.17	1.05

注：* 按编制床位数计算。

2. 工作职责

不同等级医疗机构临床工程部门的工作职能见表1.7。由表1.7可见，各登记医疗机构临床工程部门最基本的工作职能包括：安装验收，设备故障维修，生命支持和急救设备应急调配，计量检定，设备采购论证，预防性维护，设备年度规划，设备应急演练及改进措施，设备报废报损处置管理，医疗器械档案管理，特种设备安全监测，医疗器械不良事件分级、监测与上报，临床使用质量安全检测和校准等。其他工作职能则根据各个医疗机构的规定而存在一定的差异。

表1.7　不同等级医疗机构临床工程部门工作职能

工作职能	三级甲等	三级乙等	二级甲等	二级乙等	其他
安装验收	100.00%	100.00%	97.83%	100.00%	100.00%
设备故障维修	100.00%	100.00%	100.00%	96.00%	93.33%
生命支持和急救设备应急调配	98.33%	100.00%	100.00%	100.00%	80.00%
计量检定	96.67%	97.44%	95.65%	100.00%	86.67%
设备采购论证	96.67%	94.87%	93.48%	96.00%	93.33%
预防性维护	100.00%	100.00%	97.83%	84.00%	73.33%
设备年度规划	93.33%	94.87%	95.65%	84.00%	93.33%
设备应急演练及改进措施	98.33%	94.87%	100.00%	84.00%	86.67%
设备报废报损处置管理	93.33%	89.74%	95.65%	96.00%	100.00%
医疗器械档案管理	93.33%	94.87%	95.65%	96.00%	86.67%

续表

工作职能	三级甲等	三级乙等	二级甲等	二级乙等	其他
特种设备安全监测	96.67%	94.87%	91.30%	84.00%	80.00%
医疗器械不良事件分级、监测与上报	91.67%	97.44%	91.30%	80.00%	80.00%
临床使用质量安全检测和校准	95.00%	92.31%	84.78%	68.00%	60.00%
设备预期效益分析	83.33%	82.05%	76.09%	80.00%	80.00%
医疗器械不良事件分析改进	86.67%	89.74%	76.09%	64.00%	60.00%
机房环境安全自查和监测	78.33%	84.62%	71.74%	72.00%	80.00%
医疗器械风险分析与评估并持续改进	85.00%	82.05%	69.57%	56.00%	40.00%
招标采购	71.67%	71.79%	78.26%	68.00%	66.67%
设备效能、效用和成本效益分析	81.67%	87.18%	60.87%	52.00%	33.33%
医用卫生耗材管理	56.67%	66.67%	60.87%	72.00%	73.33%
技术培训与继续教育	66.67%	76.92%	52.17%	28.00%	26.67%
设备与物资信息化管理和分析	65.00%	74.36%	39.13%	40.00%	33.33%
消毒供应室管理	61.67%	64.10%	54.35%	36.00%	40.00%
植入和介入类医疗器械追踪	50.00%	58.97%	54.35%	60.00%	40.00%
检验类体外诊断试剂管理	50.00%	58.97%	41.30%	60.00%	66.67%
医院信息系统管理	35.00%	25.64%	43.48%	40.00%	40.00%
医用气体管理	36.67%	51.28%	19.57%	24.00%	26.67%
设备改进与功能再开发	51.67%	28.21%	23.91%	16.00%	20.00%
医疗器械临床试验	46.67%	33.33%	10.87%	12.00%	20.00%
供应商综合评价	40.00%	41.03%	13.04%	16.00%	13.33%
医用净化系统管理	26.67%	43.59%	19.57%	16.00%	0.00%
计量建标	26.67%	20.51%	13.04%	20.00%	20.00%
放射治疗	26.67%	23.08%	6.52%	16.00%	6.67%
总务设备管理	11.67%	15.38%	15.22%	24.00%	26.67%

续表

工作职能	三级甲等	三级乙等	二级甲等	二级乙等	其他
技术创新与理论研究	30.00%	12.82%	4.35%	0.00%	0.00%
总务物资管理	5.00%	7.69%	15.22%	20.00%	26.67%
开展临床工程科研项目研究	28.33%	5.13%	0.00%	4.00%	0.00%
高等院校专业教学	13.33%	5.13%	0.00%	4.00%	0.00%
其他	6.67%	5.13%	2.17%	0.00%	0.00%

　　除维修维护服务以外,医疗设备管理部门人员还提供包括各类咨询、采购评价服务在内的技术管理服务(见图1.5)。技术管理服务中最主要的是预防性维护和安装调试工作,其次是维修服务和维护培训工作。在少数医疗机构中,医疗设备管理部门人员还负责一些采购管理和信息系统方面的工作。

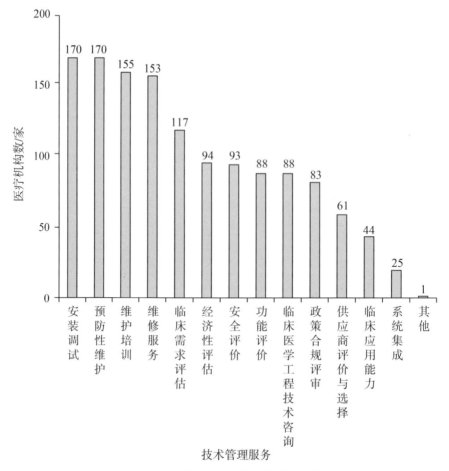

图1.5　医疗设备管理部门人员提供的技术管理服务

1.3 部门人员基本情况

1.3.1 概　述

参与调研的 185 家医疗机构中,医疗设备管理部门人员总共有 1682 人。部门人数的区间分布情况见图 1.6,即统计了在某人数区间内的医疗机构数。大多数医疗机构该部门有 2 人(含)至 20 人,占参与调研的医疗机构总数的 90.27%;其中,34.06% 的医疗机构该部门有 5 人(含)至 10 人,8.65% 的医疗机构该部门有 15 人(含)至 20 人。小部分医疗机构该部门人数≥20 人,最多的达 90 人。此外,有 6 家医疗机构的该部门仅有 1 人。综上可知,该部门人数随医院等级降低而减少(见图 1.7)。

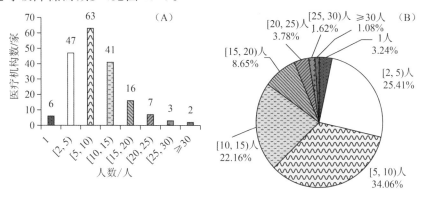

图 1.6　医疗设备管理部门人数的区间分布情况。A:总体情况;B:占比情况

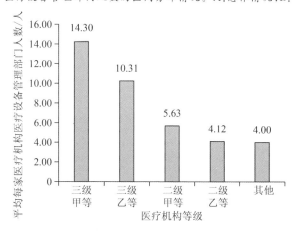

图 1.7　不同等级医疗机构医疗设备管理部门平均人数

1.3.2　专业结构

1. 学历/学位

（1）整体情况

185 家医疗机构该部门人员的学历/学位整体情况见图 1.8 和图 1.9。在参与调研的医疗机构医疗设备管理部门中,拥有本科学历者最多,占全部人员数量的 67.72%;拥有博士学位的仅 5 人,占比为 0.30%;拥有硕士学位的有 156 人,占比为 9.27%;大专及以下学历的,占比为 22.71%。

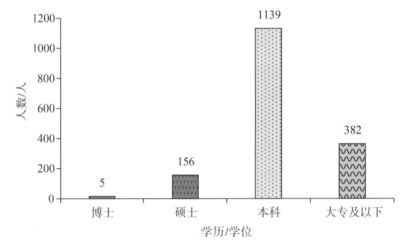

图 1.8　全省医疗设备管理部门人员学历/学位结构

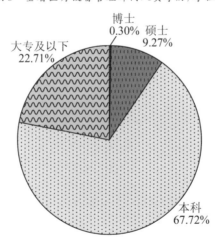

图 1.9　全省医疗设备管理部门人员学历/学位占比情况

（2）不同等级医疗机构情况

不同等级医疗机构该部门人员的学历/学位分布见表1.8和图1.10。在提供有效数据的185家医疗机构中，拥有本科学历的人数最多，并且三级甲等、三级乙等、二级甲等和二级乙等医疗机构拥有本科学历的人数随着医疗机构等级降低而减少。185家医疗机构中仅3家有博士，其中2家为三级甲等医疗机构，且人数不超过2人；各等级医疗机构均有硕士，其中三级甲等医疗机构的硕士人数远超过其他等级医疗机构。据电话回访，某二级乙等医疗机构有2位博士，主要原因是该院该部门主任和副主任由拥有博士学位的临床医生担任。

表 1.8　不同等级医疗机构管理部门人员学历/学位平均人数　　　　单位：人

等级	博士	硕士	本科	大专及以下
三级甲等	0.05	2.18	10.00	2.07
三级乙等	0.00	0.38	7.31	2.62
二级甲等	0.00	0.11	3.50	2.02
二级乙等	0.08	0.08	2.08	1.88
其他	0.00	0.20	2.73	1.07

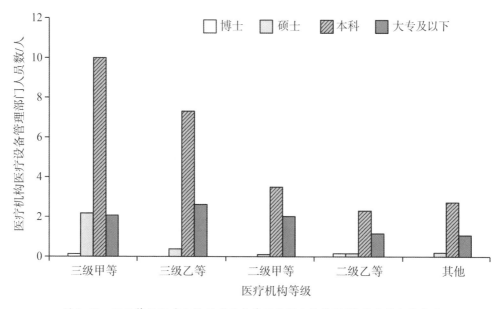

图 1.10　不同等级医疗机构医疗设备管理部门人员学历/学位平均人数分布

（3）各地区三级甲等医疗机构情况

各地区参与调研的三级甲等医疗机构共计 60 家，各地区和全省平均每家医疗机构该部门人员的学历/学位的分布情况见图 1.11。其中，舟山、衢州两个地区由于参与调研的三级甲等医疗机构均不足 3 家，故不纳入分析。参与调研的各地区三级甲等医疗机构该部门人员学历/学位组成结构相似，拥有本科学历的人数最多，是科室的中流砥柱，拥有研究生学历的人数总体偏少，杭州地区拥有硕士学位的人数明显高于其他地区，仅杭州和台州有拥有博士学位的人员。各地区医疗机构该部门人员不同学历/学位人数的占比情况见图1.12，其中杭州地区硕士人数占比最高，为25.50%；台州地区博士人数占比最高，为1.67%。

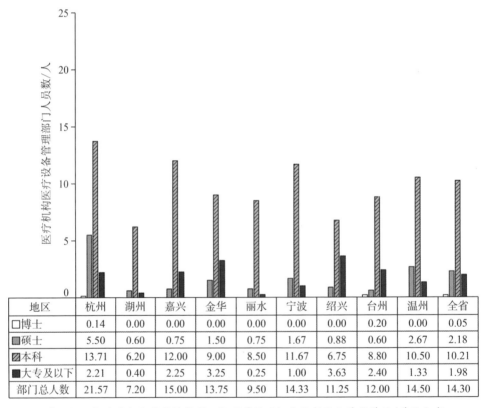

地区	杭州	湖州	嘉兴	金华	丽水	宁波	绍兴	台州	温州	全省
□博士	0.14	0.00	0.00	0.00	0.00	0.00	0.00	0.20	0.00	0.05
■硕士	5.50	0.60	0.75	1.50	0.75	1.67	0.88	0.60	2.67	2.18
▨本科	13.71	6.20	12.00	9.00	8.50	11.67	6.75	8.80	10.50	10.21
■大专及以下	2.21	0.40	2.25	3.25	0.25	1.00	3.63	2.40	1.33	1.98
部门总人数	21.57	7.20	15.00	13.75	9.50	14.33	11.25	12.00	14.50	14.30

图 1.11　各地区和全省平均每家三级甲等医疗机构该部门人员的学历/学位分布

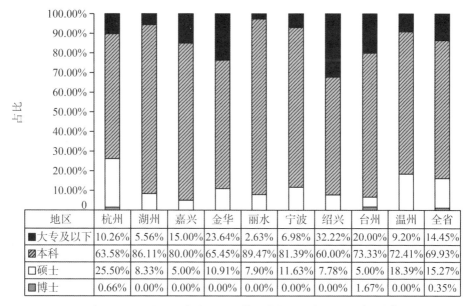

地区	杭州	湖州	嘉兴	金华	丽水	宁波	绍兴	台州	温州	全省
■大专及以下	10.26%	5.56%	15.00%	23.64%	2.63%	6.98%	32.22%	20.00%	9.20%	14.45%
▨本科	63.58%	86.11%	80.00%	65.45%	89.47%	81.39%	60.00%	73.33%	72.41%	69.93%
□硕士	25.50%	8.33%	5.00%	10.91%	7.90%	11.63%	7.78%	5.00%	18.39%	15.27%
▩博士	0.66%	0.00%	0.00%	0.00%	0.00%	0.00%	0.00%	1.67%	0.00%	0.35%

图 1.12   各地区和全省平均每家三级甲等医疗机构临床工程师学历/学位比例

（4）部门负责人情况

医疗设备管理部门负责人学历/学位的人数及占比情况分别见表 1.9 和图 1.13。该部门负责人最高学位为博士，占比为 1.08%；本科学历者占大多数，占比为 74.05%；拥有大专及以下学历的负责人占 14.60%。

表 1.9   医疗设备管理部门负责人的学历/学位情况   单位：人

学历/学位	博士	硕士	本科	大专及以下
人数	2	19	137	27

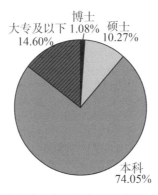

图 1.13   医疗设备管理部门负责人各学历/学位的占比情况

2.专业背景

（1）整体情况

参与调研的 185 家医疗机构该部门人员的专业背景类型和占比情况见图 1.14 和图 1.15，生物医学工程专业背景有 749 人，占全部人员数的 44.53%。87.70% 的医疗设备管理部门人员来自生物医学工程、电子、机械、管理学、护理学、计算机、经济学、药学或医学专业，余下 12.31% 的人员来自若干其他专业。除生物医学工程专业以外，电子专业是医疗设备管理部门人员最多的专业，占总人数的 13.14%。生物医学工程和电子两大专业为本领域的发展奠定了坚实的工程方面的基础。

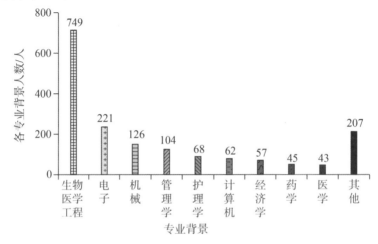

图 1.14 全省医疗机构医疗设备管理部门人员专业背景分布

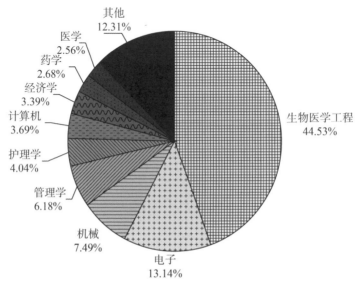

图 1.15 全省医疗机构医疗设备管理部门人员专业人数占比

（2）不同等级医疗机构情况

不同等级医疗机构该部门人员的专业背景构成见表1.10和图1.16。与全省医疗机构该部门人员专业类型总体情况类似，三级甲等和三级乙等医疗机构的专业背景主要是生物医学工程、电子和机械。二级甲等和二级乙等医疗机构医疗设备管理部门人员专业背景与三级甲等、三级乙等稍有不同，主要为生物医学工程、电子和管理学。其他等级医疗机构该部门人员的专业背景也主要分布在生物医学工程、电子、管理学和机械。

表 1.10　不同等级医疗机构及全省平均该部门人员的专业背景情况　　　单位：人

专业背景	工程类					医学类				管理类			其他
	生物医学工程	电子	机械	计算机	总计	药学	医学	护理学	总计	管理学	经济学	总计	
三级甲等	7.62	1.62	0.88	0.62	10.74	0.20	0.40	0.45	1.05	0.53	0.70	1.23	1.28
三级乙等	4.05	1.54	0.90	0.28	6.77	0.28	0.23	0.54	1.05	0.44	0.21	0.65	1.85
二级甲等	2.00	0.85	0.50	0.17	3.52	0.28	0.07	0.30	0.65	0.59	0.04	0.63	0.83
二级乙等	0.92	0.64	0.32	0.12	2.00	0.28	0.20	0.16	0.64	0.88	0.12	1.00	0.48
其他	1.27	0.60	0.47	0.20	2.54	0.13	0.13	0.13	0.39	0.40	0.13	0.53	0.53
全省平均	4.05	1.19	0.68	0.34	6.26	0.24	0.23	0.37	0.84	0.56	0.31	0.87	1.12

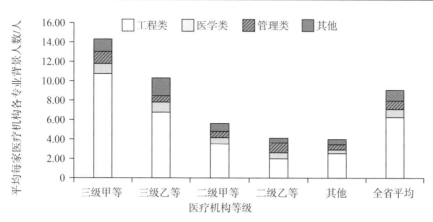

图 1.16　不同等级医疗机构及全省平均该部门人员的专业背景分布

不同等级医疗机构不同专业背景的医疗设备管理部门人员占部门总人数的比例情况见表1.11。随着医疗机构等级降低，该部门生物医学工程专业背景的人数所占比例逐渐降低，从三级甲等医疗机构的占比53.26%降到二级乙等医疗机构的22.33%（图1.17）。

表1.11 不同等级医疗机构及全省平均不同专业背景的人员数占部门总人数的比例

专业背景	工程类					医学类				管理类			其他专业
	生物医学工程	电子	机械	计算机	总计	药学	医学	护理学	总计	管理学	经济学	总计	
三级甲等	53.26%	11.31%	6.18%	4.31%	75.06%	1.40%	2.80%	3.15%	7.35%	3.73%	4.90%	8.63%	8.97%
三级乙等	39.30%	14.93%	8.71%	2.74%	65.68%	2.74%	2.24%	5.22%	10.20%	4.23%	1.99%	6.22%	17.91%
二级甲等	35.52%	15.06%	8.88%	3.09%	62.55%	5.02%	1.16%	5.41%	11.59%	10.42%	0.77%	11.19%	14.67%
二级乙等	22.33%	15.53%	7.77%	2.91%	48.54%	6.80%	4.85%	3.88%	15.53%	21.36%	2.91%	24.27%	11.65%
其他	31.67%	15.00%	11.67%	5.00%	63.34%	3.33%	3.33%	3.33%	9.99%	10.00%	3.33%	13.33%	13.33%
全省平均	44.53%	13.14%	7.49%	3.69%	68.85%	2.68%	2.56%	4.04%	9.28%	6.18%	3.39%	9.57%	12.31%

电子专业是除生物医学工程专业之外在全省医疗机构该部门人员中平均占比最大的专业。在三级甲等医疗机构医疗设备管理部门,来自电子专业的人员占比为 11.31％;在其他各等级医疗机构,其占比均在 15％左右。此外,除其他未分类的专业外,三级甲等、三级乙等和"其他"等级医疗机构医疗设备管理部门中,来自机械专业的人员占比排名第三;而在二级甲等医疗机构医疗设备管理部门中,来自管理学专业的人员占比排名第三;在二级乙等医疗机构医疗设备管理部门,来自管理学专业的人员占比排名第二。

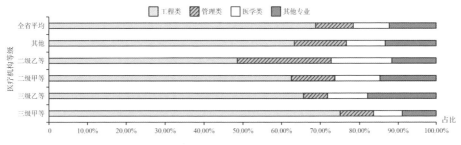

图 1.17　不同等级医疗机构该部门人员的专业背景构成

（3）各地区三级甲等医疗机构情况

对全省参与调研的 60 家三级甲等医疗机构数据进行分析,各个地区平均每家三级甲等医疗机构该部门人员的专业背景构成见表 1.12、图 1.18、表 1.13和图 1.19。其中,舟山、衢州两个地区由于参与调研的三级甲等医疗机构不足3 家,故不纳入分析。各地区平均每家三级甲等医疗机构的该部门人员来自生物医学工程专业的最多,最高平均人数达 12.07 人;其中,宁波和温州地区的三级甲等医疗机构的该部门人员来自生物医学工程专业的人数占比在 75％以上。各地区三级甲等医疗机构具有工程类专业背景的该部门人员占比均超过60％,温州地区最高,达 93.10％;绍兴、嘉兴和台州地区三级甲等医疗机构具有管理类和医学类专业背景的该部门人员占比相对较高,最高达 16.67％。其中,杭州、温州、宁波、湖州、金华、台州参与调研的医疗机构中,50％以上的该部门人员来自生物医学工程专业。丽水和湖州地区参与调研的医疗机构中,25％以上的该部门人员来自电子专业。嘉兴地区参与调研的医疗机构中,13.33％的该部门人员来自护理学专业,是全省护理学专业背景的人员占比最大的地区。来自机械专业的该部门人员占比在嘉兴、绍兴地区最大,分别占 15.00％和 14.44％。

表 1.12　各地区平均每家三级甲等医疗机构医疗设备管理部门人员的专业背景情况

单位：人

地区	工程类					医学类				管理类			其他
	生物医学工程	电子	机械	计算机	总计	药学	医学	护理学	总计	管理学	经济学	总计	
杭州	12.07	1.29	1.07	0.79	15.22	0.29	1.00	0.57	1.86	0.71	0.86	1.57	2.93
湖州	3.60	1.80	0.00	0.80	6.20	0.00	0.00	0.20	0.20	0.40	0.00	0.40	0.40
嘉兴	4.75	2.25	2.25	0.50	9.75	0.25	0.25	2.00	2.50	1.00	0.75	1.75	1.00
金华	7.50	2.00	1.00	1.00	11.50	0.25	0.25	0.00	0.50	0.50	1.25	1.75	0.00
丽水	4.25	3.25	0.75	0.50	8.75	0.00	0.00	0.00	0.00	0.50	0.00	0.50	0.25
宁波	10.83	0.83	0.33	0.67	12.66	0.33	0.17	0.00	0.50	0.17	0.83	1.00	0.17
绍兴	3.25	1.50	1.63	0.50	6.88	0.00	0.50	0.50	1.00	0.38	1.25	1.63	1.75
台州	6.00	1.40	0.60	0.00	8.00	0.40	0.20	0.80	1.40	0.60	0.80	1.40	1.20
温州	11.00	2.17	0.00	0.33	13.50	0.00	0.00	0.17	0.17	0.50	0.00	0.50	0.33

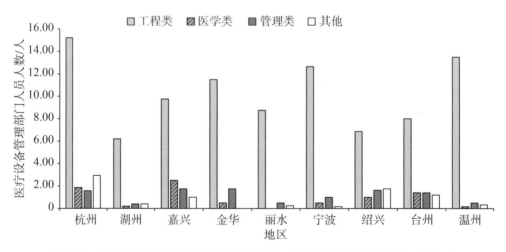

图 1.18　各地区平均每家三级甲等医疗机构医疗设备管理部门人员专业背景组成

表 1.13 各地区平均每家每三级甲等医疗机构医疗设备管理部门人员各专业背景人数占部门总人数的比例

地区	工程类					医学类				管理类			其他
	生物医学工程	电子	机械	计算机	总计	药学	医学	护理学	总计	管理学	经济学	总计	
杭州	55.96%	5.96%	4.97%	3.64%	70.53%	1.32%	4.64%	2.65%	8.61%	3.31%	3.97%	7.28%	13.58%
湖州	50.00%	25.00%	0.00%	11.11%	86.11%	0.00%	0.00%	2.78%	2.78%	5.56%	0.00%	5.56%	5.56%
嘉兴	31.67%	15.00%	15.00%	3.33%	65.00%	1.67%	1.67%	13.33%	16.67%	6.67%	5.00%	11.67%	6.67%
金华	54.55%	14.55%	7.27%	7.27%	83.64%	1.82%	1.82%	0.00%	3.64%	3.64%	9.09%	12.73%	0.00%
丽水	44.74%	34.21%	7.89%	5.26%	92.10%	0.00%	0.00%	0.00%	0.00%	5.26%	0.00%	5.26%	2.63%
宁波	75.58%	5.81%	2.33%	4.65%	88.37%	2.33%	1.16%	0.00%	3.49%	1.16%	5.81%	6.97%	1.16%
绍兴	28.90%	13.33%	14.44%	4.44%	61.11%	0.00%	4.44%	4.44%	8.88%	3.33%	11.11%	14.44%	15.56%
台州	50.00%	11.67%	5.00%	0.00%	66.67%	3.33%	1.67%	6.67%	11.67%	5.00%	6.67%	11.67%	10.00%
温州	75.86%	14.94%	0.00%	2.30%	93.10%	0.00%	0.00%	1.15%	1.15%	3.45%	0.00%	3.45%	2.30%

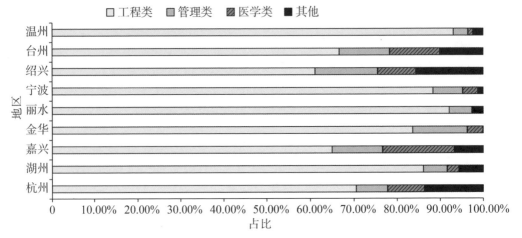

图 1.19　各地区平均每家三级甲等医疗机构医疗设备管理部门人员各专业背景人数占比

（4）部门负责人情况

医疗设备管理部门负责人的专业背景多样，来自各类专业的人数及占比情况分别见图 1.20 和图 1.21。部门负责人最主要来自生物医学工程专业，占比为36.22%；来自医学、药学和电子专业的，占比均在 9% 左右。此外，部分部门负责人还拥有护理学、管理学、机械或计算机等专业背景，或其他未详述的专业背景。

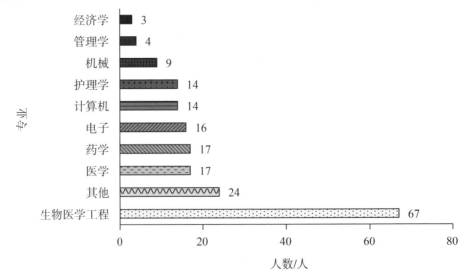

图 1.20　医疗设备管理部门负责人的专业背景分布情况

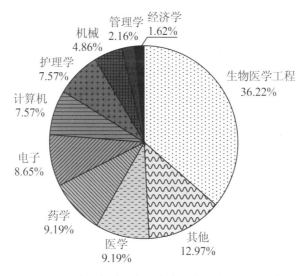

图 1.21　医疗设备管理部门负责人专业背景的占比情况

1.3.3　职称结构

1. 整体情况

医疗设备管理部门人员的职称主要有正高、副高、中级、初级和其他。参与调研的 185 家医疗机构提供了有效数据。相关医疗机构该部门人员的职称分布情况见图 1.22，共有 50 位正高人员。正高、副高、中级、初级、其他的人员比例约为 1：3.46：13.08：10.32：5.78。各职称人数的占比情况见图 1.23。

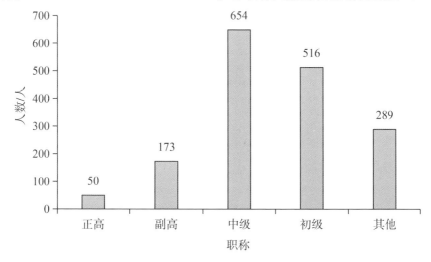

图 1.22　相关医疗机构该部门人员职称分布

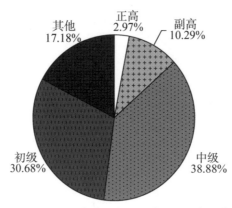

图1.23　医疗设备管理部门人员的职称占比情况

2. 不同等级医疗机构情况

参与调研的185家不同等级医疗机构的医疗设备管理部门各职称平均人数分布见表1.14、图1.24、表1.15和图1.25。除正高职称和其他职称外,三级甲等医疗机构的副高、中级、初级职称人数均远多于其他等级医疗机构。

表1.14　不同等级医疗机构医疗设备管理部门各职称平均人数　　　　单位:人

等级	正高	副高	中级	初级	其他
三级甲等	0.28	1.72	5.85	4.75	1.70
三级乙等	0.26	1.03	4.15	2.54	2.33
二级甲等	0.26	0.39	1.91	1.67	1.39
二级乙等	0.32	0.40	1.20	1.24	0.96
其他	0.20	0.13	1.53	1.60	0.53

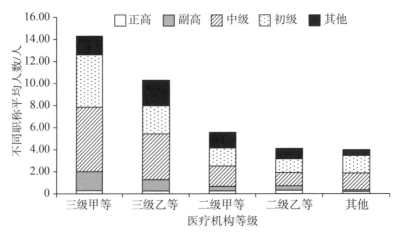

图1.24　不同等级医疗机构医疗设备管理部门职称结构分布

表 1.15　不同等级医疗机构医疗设备管理部门各职称占比

等级	正高	副高	中级	初级	其他
三级甲等	1.98%	12.00%	40.91%	33.22%	11.89%
三级乙等	2.49%	9.95%	40.30%	24.63%	22.63%
二级甲等	4.63%	6.95%	33.98%	29.73%	24.71%
二级乙等	7.77%	9.71%	29.12%	30.10%	23.30%
其他	5.00%	3.33%	38.33%	40.00%	13.33%

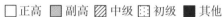

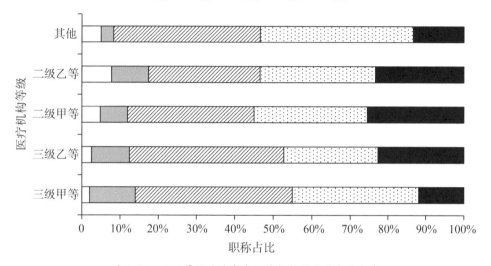

图 1.25　不同等级平均每家医疗机构的职称占比分布

3. 各地区三级甲等医疗机构情况

各地区三级甲等医疗机构(共 60 家)平均每家的医疗设备管理部门人员的各职称人数以及占比见表 1.16、图 1.26 和表 1.17。其中,舟山、衢州两个地区由于参与调研的三级甲等医疗机构不足 3 家,故不纳入分析。杭州地区三级甲等医疗机构部门的总人数平均值最多(21.57 人),其次为嘉兴地区(15.00 人),再次为温州地区(14.50 人),湖州地区最少(7.20 人)。

各地区平均每家三级甲等医疗机构医疗设备管理部门的职称结构分布见图 1.26。各地区平均每家医疗机构医疗设备管理部门的职称结构分布相似,正高、副高偏少,中级及初级职称人员较多。

表 1.16　各个地区平均每家三级甲等医疗机构医疗设备管理部门各个职称的人数

单位：人

平均人数	正高	副高	中级	初级	其他
杭州	0.21	1.64	8.50	8.71	2.50
湖州	0.20	1.40	3.20	2.40	0.00
嘉兴	0.75	2.25	4.75	6.50	0.75
金华	1.25	1.50	6.50	2.50	2.00
丽水	0.00	2.50	4.00	3.00	0.00
宁波	0.33	1.50	6.67	4.83	1.00
绍兴	0.13	1.38	3.75	3.63	2.38
台州	0.20	1.80	5.20	3.40	1.40
温州	0.00	2.33	6.50	3.83	1.83

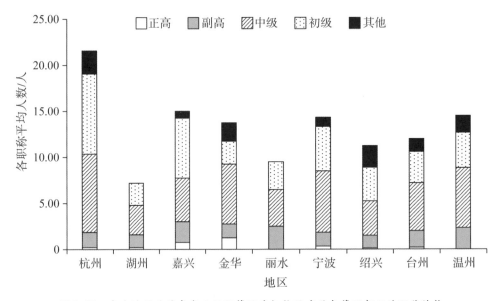

图 1.26　各个地区平均每家三级甲等医疗机构医疗设备管理部门的职称结构

表 1.17　各个地区平均每家三级甲等医疗机构医疗设备管理部门的各职称比例

地区	正高	副高	中级	初级	其他
杭州	0.99%	7.62%	39.40%	40.40%	11.59%
湖州	2.78%	19.44%	44.44%	33.33%	0.00%
嘉兴	5.00%	15.00%	31.67%	43.33%	5.00%

续表

地区	正高	副高	中级	初级	其他
金华	9.09%	10.91%	47.27%	18.18%	14.55%
丽水	0.00%	26.32%	42.10%	31.58%	0.00%
宁波	2.33%	10.46%	46.51%	33.72%	6.98%
绍兴	1.11%	12.22%	33.34%	32.22%	21.11%
台州	1.67%	15.00%	43.33%	28.33%	11.67%
温州	0.00%	16.09%	44.83%	26.44%	12.64%

4.部门负责人情况

参与调研的185家医疗机构中,医疗设备管理部门负责人各类职称分布及占比分别见表1.18和图1.27。医疗设备管理部门负责人中,50.27%为中级职称,32.43%为副高职称,8.65%为正高职称。

表 1.18　医疗设备管理部门负责人职称分布情况

职称	正高	副高	中级	初级	其他
人数	16	60	93	7	9

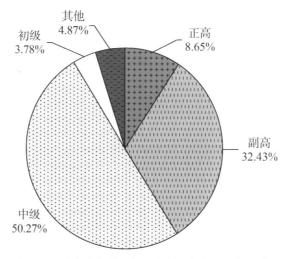

图 1.27　医疗设备管理部门负责人各类职称占比情况

1.3.4 年龄结构

1. 整体情况

全省医疗设备管理部门人员的年龄结构及各年龄段人数占比情况见图1.28。其中，(30,40)岁的人数最多，随年龄段的增加，人数逐渐减少；30岁及以下、(30,40)岁、[40,50)岁三个年龄段的人数占比分别为23.37%、41.14%和20.21%；50岁以上的仅占该部门全部人员的15.28%。由此可见，青壮年是该部门的主要力量。

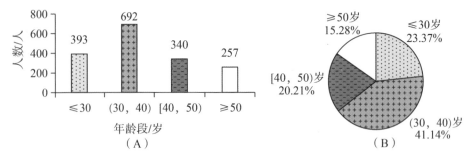

图1.28 全省该部门人员年龄分布(A)及各年龄段人数的占比情况(B)

2. 不同等级医疗机构情况

不同等级医疗机构该部门人员各年龄段的平均人数和分布情况见表1.19和图1.29。随着医疗机构等级的降低，各年龄段人数呈下降趋势，略有波动。各等级医疗机构(30,40)岁的人数均为最高，说明中青年是浙江省医疗机构医疗设备管理部门人员队伍的中坚力量。

该部门各年龄段人数在不同等级医疗机构的占比情况见表1.20和图1.30。在三级甲等、二级甲等和其他等级医疗机构，30岁及以下年龄段的人数占比接近，均在25%以上；在三级乙等和二级乙等医疗机构，其占比则均在17%左右。[40,50)岁年龄段的该部门人员，全省平均占比为19.93%，其中在二级乙等医疗机构的占比最高，其他等级医疗机构的占比最低，三级乙等、二级甲等和二级乙等医疗机构的占比差别不大。

表 1.19 不同等级医疗机构各年龄段该部门人员的平均人数   单位:人

医疗机构等级	≤30 岁	(30,40)岁	[40,50)岁	≥50 岁
三级甲等	3.63	5.72	2.92	2.03
三级乙等	1.79	4.56	2.13	1.82
二级甲等	1.52	2.30	1.02	0.78
二级乙等	0.72	1.60	1.00	0.80
其他	1.13	1.67	0.67	0.53

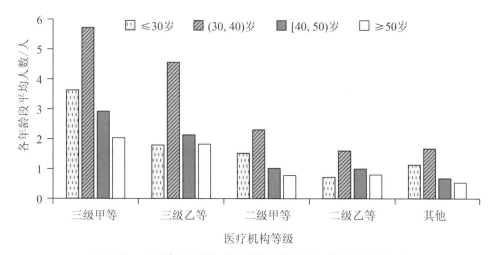

图 1.29 不同等级医疗机构各年龄段该部门人员平均人数分布

表 1.20 各年龄段医疗设备管理部门人员在不同等级医疗机构的占比情况

医疗机构等级	≤30 岁	(30,40)岁	[40,50)岁	≥50 岁
三级甲等	25.41%	39.98%	20.39%	14.22%
三级乙等	17.41%	44.28%	20.65%	17.66%
二级甲等	27.03%	40.92%	18.15%	13.90%
二级乙等	17.48%	38.83%	24.27%	19.42%
其他	28.33%	41.67%	16.67%	13.33%

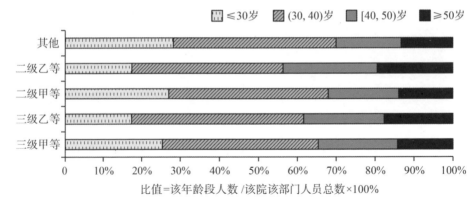

图 1.30　各年龄段人员数在不同等级医疗机构医疗设备管理部门的占比情况

3. 各地区三级甲等医疗机构情况

各年龄段人员在各地区平均每家三级甲等医疗机构的医疗设备管理部门人数及占比情况见表 1.21、表 1.22、图 1.31 和图 1.32。衢州、舟山地区由于数据量过少而未纳入统计。年龄 30 岁及以下人员在所有地区三级甲等医疗机构医疗设备管理部门的占比均在 10% 及以上,杭州地区的最多。除绍兴地区外,(30,40)岁人员在其他地区三级甲等医疗机构医疗设备管理部门的人数和占比是最大的;在绍兴地区三级甲等医疗机构医疗设备管理部门,主力人员年龄段在[40,50)岁;除台州和嘉兴地区外,年龄≥50 岁人员在其他地区三级甲等医疗机构医疗设备管理部门的人数是最少的。

表 1.21　各个年龄段人员在各地区平均每家三级甲等医疗机构医疗设备管理部门人数

单位:人

年龄	杭州	湖州	嘉兴	金华	丽水	宁波	绍兴	台州	温州
≤30 岁	7.29	1.20	2.00	3.75	1.75	4.67	2.50	1.20	3.17
(30,40)岁	8.36	2.80	6.00	5.00	3.50	6.00	3.13	4.80	7.83
[40,50)岁	3.21	2.20	3.75	3.50	2.50	2.33	3.50	3.00	2.5
≥50 岁	2.71	1.00	3.25	1.50	1.75	1.33	2.13	3.00	1.00

表 1.22　各个年龄段人员在各地区平均每家三级甲等医疗机构该部门的人数占比情况

年龄	杭州	湖州	嘉兴	金华	丽水	宁波	绍兴	台州	温州
≤30 岁	33.78%	16.67%	13.33%	27.27%	18.42%	32.56%	22.22%	10.00%	21.84%
(30,40)岁	38.74%	38.89%	40.00%	36.36%	36.84%	41.86%	27.78%	40.00%	54.02%
[40,50)岁	14.90%	30.55%	25.00%	25.46%	26.32%	16.28%	31.11%	25.00%	17.24%
≥50 岁	12.58%	13.89%	21.67%	10.91%	18.42%	9.30%	18.89%	25.00%	6.90%

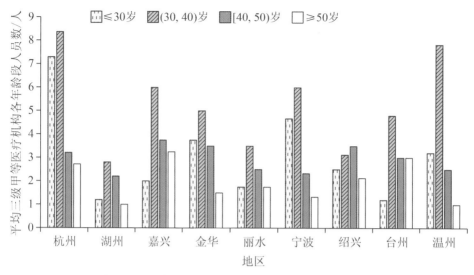

图 1.31　各地区平均每家三级甲等医疗机构该部门人员的年龄段分布情况

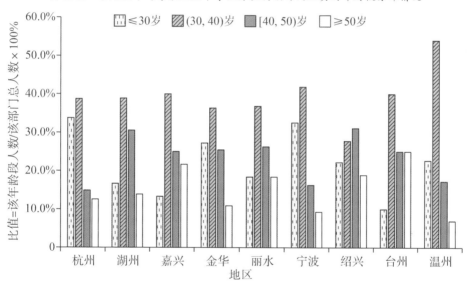

图 1.32　各地区三级甲等医疗机构各个年龄段该部门人员人数的占比

4. 部门负责人情况

医疗设备管理部门负责人在各个年龄段的分布及占比情况分别见图 1.33 和图 1.34。45.41% 的部门负责人年龄在 [40,50) 岁,21.08% 在 (30,40) 岁,32.97% 的部门负责人年龄 ≥50 岁。此外,有 1 家医疗机构该部门负责人的年龄 ≤30 岁。

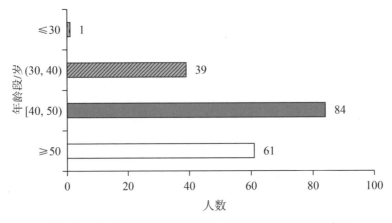

图 1.33　医疗设备管理部门负责人在各个年龄段的分布情况

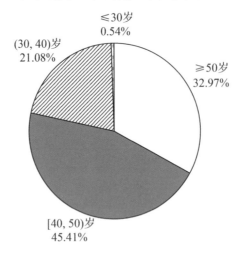

图 1.34　医疗设备管理部门负责人在各个年龄段的人数占比情况

1.3.5　从业年限

1. 整体情况

全省医疗设备管理部门人员各从业年限段的人数及占比情况见图 1.35 和图 1.36。从业年限≤10 年的医疗设备管理部门人员占 49.94%。从业年限在 (5,10] 年和 (10,20] 年的人数占比相等，均为 27.41%。从业年限在 10 年以上的，随着从业年限的增长，该部门人员数呈下降趋势。结果显示，近 30 年有越来越多的人加入我省医疗设备管理部门人员队伍中，且人员队伍在近 10 年的发展最为迅速。人才是发展的第一资源，因此，医疗设备管理部门人员队伍的繁荣为我省临床工程的发展夯实了基础。

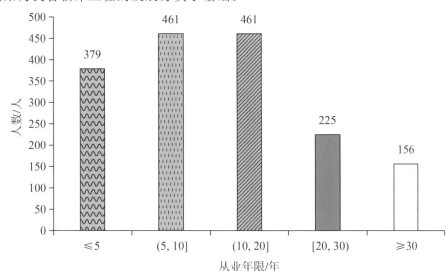

图 1.35　全省医疗机构医疗设备管理部门人员从业年限分布

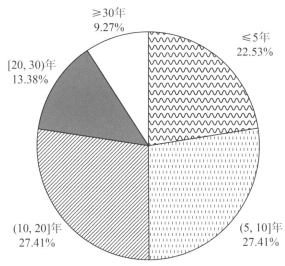

图 1.36　全省医疗机构医疗设备管理部门人员在各从业年限段的占比情况

2. 不同等级医疗机构情况

不同从业年限段人员在各等级医疗机构的医疗设备管理部门的人数平均值见表 1.23 和图 1.37。除"其他"等级外,随着医疗机构等级的降低,医疗设备管理部门各从业年限段人员数逐渐降低。三级甲等医疗机构各从业年限段的医疗设备管理部门人员数均最多;尤其是从业年限≤5 年的,三级甲等医疗机构的医疗设备管理部门人员数明显高出其他医疗机构。三级乙等医疗机构医疗设备管理部门各从业年限段人员平均数均高于二级甲等、二级乙等和"其他"等级医疗机构；从业年限在 5～20 年的人员是各等级医疗机构该部门的主力。二级甲等、二级乙等及"其他"等级的医疗机构该部门各从业年限段人员平均人数总体差距不大。

表 1.23 不同从业年限段人员在各等级医疗机构的医疗设备管理部门的人数平均值

单位：人

从业年限	≤5 年	(5,10]年	(10,20]年	(20,30)年	≥30 年
三级甲等	3.29	3.58	4.03	1.98	1.42
三级乙等	1.69	3.33	2.74	1.51	1.03
二级甲等	1.61	1.54	1.35	0.63	0.50
二级乙等	1.08	0.96	1.24	0.52	0.32
其他	1.00	1.40	1.27	0.33	0.00

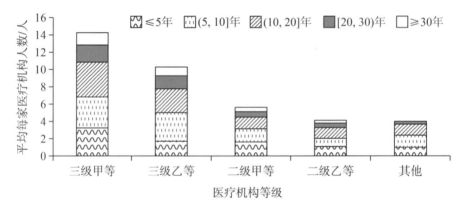

图 1.37 不同从业年限段人员在各等级医疗机构的医疗设备管理部门的人数平均值分布

不同从业年限段人员在各等级医疗机构的医疗设备管理部门的人数占部门总人数的比例情况见表 1.24 和图 1.38。从业年限(20,30)年和≥30 年的人员在所有等级医疗机构医疗设备管理部门的占比均较少，各等级间差别不大。各等级医疗机构医疗设备管理部门的主力均为从业年限≤20 年的人员。在三级甲等医疗机构医疗设备管理部门，从业年限(10,20]年的人员占比最高，其次为(5,10]年的；在三级乙等和"其他"等级医疗机构医疗设备管理部门中，从业年限(5,10]年的人员占比最高，其次为(10,20]年的；在二级甲等医疗机构的医疗设备管理部门，从业年限≤5 年的人员占比最高，其次为(5,10]年的；二级乙等医疗机构医疗设备管理部门中，从业年限在(10,20]年的人员占比最高，其次为从业年限≤5 年的。

表 1.24　不同从业年限段人员在各等级医疗机构医疗设备管理部门的人数占比

从业年限	≤5 年	(5,10]年	(10,20]年	(20,30]年	≥30 年
三级甲等	22.95%	25.06%	28.21%	13.87%	9.91%
三级乙等	16.42%	32.34%	26.62%	14.67%	9.95%
二级甲等	28.57%	27.41%	23.94%	11.20%	8.88%
二级乙等	26.21%	23.30%	30.10%	12.62%	7.77%
其他	25.00%	35.00%	31.67%	8.33%	0.00%

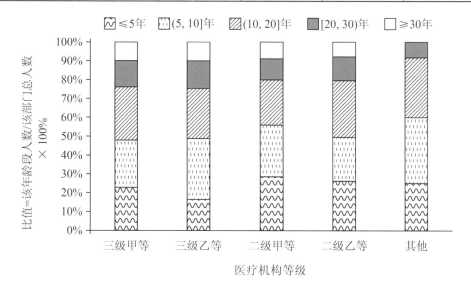

图 1.38　不同从业年限段人员在各等级医疗机构医疗设备管理部门人数占比分布

3. 各地区三级甲等医疗机构情况

参与调研的 60 家三级甲等医疗机构平均每家的医疗设备管理部门人员从业年限段人数和占比分布情况见表 1.25、图 1.39、表 1.26 和图 1.40。衢州、舟山由于数据量过少而未纳入。医疗设备管理部门的主力是从业年限在 5～20 年的人员。在杭州、温州、宁波的三级甲等医疗机构医疗设备管理部门,人数最多的是从业年限≤5 年的人员,平均大于 2 人。

在全省三级甲等医疗机构医疗设备管理部门中,从业年限在(10,20]年的人员占比最高,为 28.21%;其次为(5,10]年的,占比 25.06%。在金华、湖州、丽水、绍兴地区的三级甲等医疗机构医疗设备管理部门,从业年限在(10,20]年的人员占比较高;在宁波、温州地区的三级甲等医疗机构医疗设备管理部门,从业年限在(5,10]年的人员占比较高。在各地区三级甲等医疗机构的医疗设备管理部门,从业年限≤5年的人员平均占比为22.95%,在杭州、宁波、温州地区的占比较高。在各地区三级甲等医疗机构的医疗设备管理部门,从业年限(20,30]年的人员平均占比为13.87%,在台州、嘉兴、绍兴地区的占比较高。而从业年限≥30年的人员数较少,占比较低。

表 1.25　各地区平均每家三级甲等医疗机构该部门各从业年限段人员数

单位:人

从业年限	≤5 年	(5,10]年	(10,20]年	(20,30)年	≥30 年
杭州	6.71	6.00	4.71	2.36	1.79
湖州	1.00	1.60	3.20	1.00	0.40
嘉兴	2.50	3.00	4.75	3.00	1.75
金华	2.25	2.75	6.50	0.75	1.50
丽水	1.25	2.25	3.25	1.00	1.75
宁波	4.00	4.33	3.83	1.50	0.67
绍兴	2.25	1.63	3.50	2.25	1.63
台州	2.00	2.60	2.60	3.40	1.40
温州	3.17	5.33	3.67	1.50	0.83

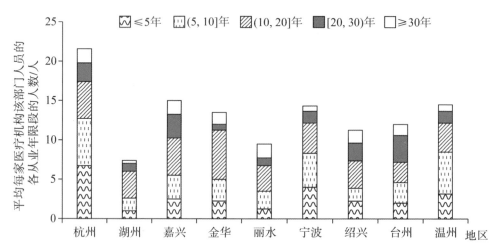

图 1.39　各地区平均每家三级甲等医疗机构该部门各从业年限段人员数分布

表 1.26　各地区平均每家三级甲等医疗机构该部门各从业年限段人员数占比

从业年限	≤5 年	(5,10]年	(10,20]年	(20,30)年	≥30 年
杭州	31.13%	27.81%	21.85%	10.93%	8.28%
湖州	13.89%	22.22%	44.44%	13.89%	5.56%
嘉兴	16.67%	20.00%	31.67%	20.00%	11.67%
金华	16.36%	20.00%	47.27%	5.46%	10.91%
丽水	13.16%	23.68%	34.21%	10.53%	18.42%
宁波	27.91%	30.23%	26.74%	10.47%	4.65%
绍兴	20.00%	14.45%	31.11%	20.00%	14.45%
台州	16.67%	21.67%	21.67%	28.33%	11.67%
温州	21.84%	36.78%	25.29%	10.34%	5.75%

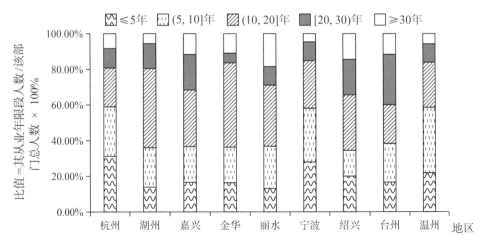

图 1.40　各地区平均每家三级甲等医疗机构该部门各从业年限段人员数占比情况

4.部门负责人情况

医疗设备管理部门负责人在该岗位的任职年限不同,各个任职年限段的人数及占比情况分别见图 1.41 和图 1.42。部门负责人任职年限≤5 年的有 93 人,占总人数的 50.27%;任职年限在(5,10]年的有 35 人,占比为 18.92%;任职年限在(10,20]年的有 32 人,占比为 17.30%;另有部分负责人任职年限超过 20 年。部门负责人在该岗位的任职年限长短与该部门在医疗机构的性质及内控机制有关。

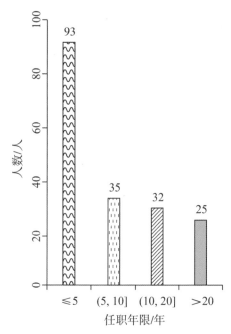

图 1.41 医疗设备管理部门负责人任职年限分布情况

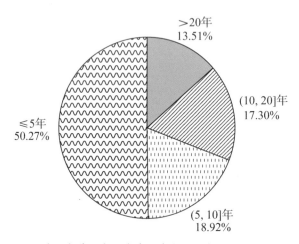

图 1.42 医疗设备管理部门负责人在各任职年限段的人数占比情况

第 2 章　医疗器械技术管理

临床工程部门的核心职责是做好院内医疗器械技术管理,即医疗器械全生命周期管理工作,主要围绕医疗设备的维修、维护、质量控制、技术评估、信息化管理等方面,既是医疗器械合理引进的守门员,亦是临床应用质量与安全的护航者。维护与质控是医疗器械技术管理中最基本的工作,其工作的难易程度和工作量大小主要受医院规模、医疗器械数量与价值等的影响。本章内容主要从医疗设备配置概况、应用质量管理、技术评估和信息化管理几个方面展开。

2.1　医疗设备配置概况

参与调研的 185 家医疗机构中,医疗设备总台数约为 78.28 万台,其中甲乙类大型设备有 659 台。不同等级医疗机构的设备总数和甲乙类大型设备数分别见图 2.1 和图 2.2。全部三级甲等医疗机构总共有医用设备约 41.67 万台,甲乙类大型设备 349 台。不同等级医疗机构的设备平均台数和甲乙类大型设备的平均台数见图 2.3 和图 2.4。三级甲等医疗机构平均每家设备数最多,约有 7000 台;其中,甲乙类大型设备大概有 6 台。

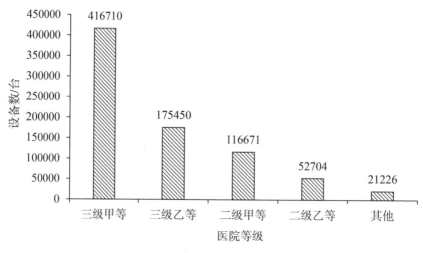

图 2.1　不同等级医疗机构的设备总数情况

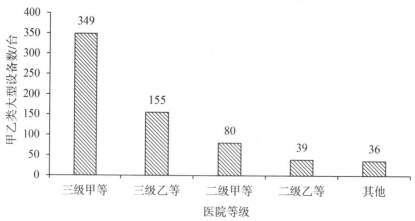

图 2.2　不同等级医疗机构的甲乙类大型设备总数情况

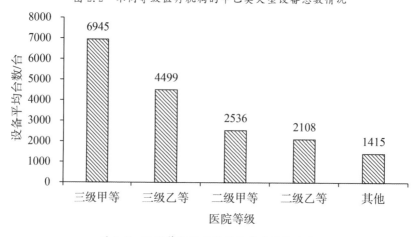

图 2.3　不同等级医疗机构的设备平均台数

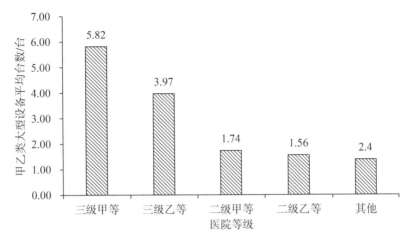

图 2.4　不同等级医疗机构甲乙类大型设备的平均台数

全省共有 185 家医疗机构提供了医用设备的总值(约 505.18 亿元)、甲乙类大型设备总值(约 63.78 亿元)及 2022 年医用设备的采购金额(约 67.27 亿元)(见图 2.5)。设备总值、甲乙类大型设备总值、2022 年设备采购金额在不同等级医疗机构的情况见图 2.6。随着医疗机构等级的降低,以上参数值基本逐渐减少。平均每家三级甲等医疗机构设备总值约为 5.20 亿元,甲乙类大型设备价值近 7000 万元,2022 年设备采购金额近 8000 万元(见图 2.7)。

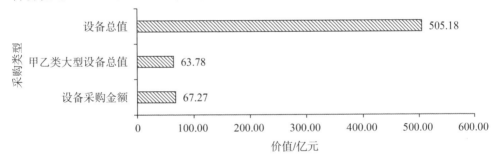

图 2.5　全省医疗设备相关的各项价值(设备采购金额为 2022 年数据)

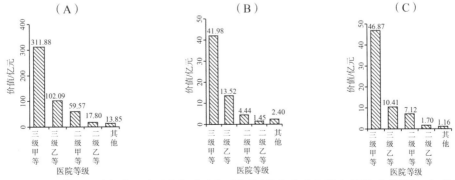

图 2.6　不同等级医疗机构医疗设备相关的各项价值(设备采购金额为 2022 年数据)。A:设备总值;B:甲乙类大型设备总值;C:设备采购金额

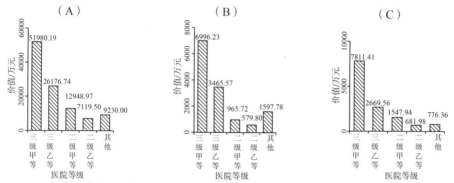

图 2.7　不同等级医疗机构医疗设备相关的平均每个机构各项价值情况（设备采购金额为 2022 年数据）。A：平均设备总值；B：平均甲乙类大型设备总值；C：设备平均采购金额

2.2　应用质量管理

2.2.1　质量安全保障工作与组织架构

参与调研的 185 家医疗机构大多设立了医疗器械使用安全管理委员会或小组，制定了相关职责和制度，仅 9 家没有专门设置管理部门或组织。为了确保医疗器械的质量安全，各个机构采取的措施会有所差异（见图 2.8）。大部分机构会执行定期检查、巡检，定期进行预防性维护，定期进行各项性能、功能检测、校正，定期进行使用人员安全风险管理培训，实施不良事件通报及预警，并执行法定计量。

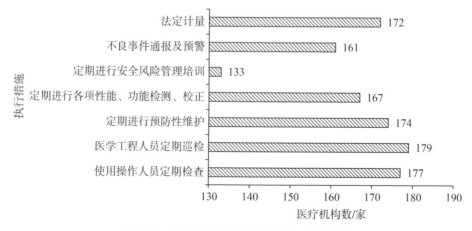

图 2.8　医疗机构采取的质量安全工作措施情况

在实施安全保障测试工作方面,有 2 家医疗机构没有明确开展测试的种类,有 1 家医疗机构不进行任何测试,因此在分析时剔除了这 3 家医疗机构。绝大部分医疗机构会实施电气安全测试(88.46%)和除颤仪能量测试(66.48%),而约一半的医疗机构会实施电刀能量测试(52.75%)、输液泵流量测试(51.65%)、气体流量测试(46.15%)、输液泵阻塞报警测试(44.51%)、药物冰箱温度测试(43.96%)。少数医疗机构还会实施其他测试,如血透机的相关流量测试等。

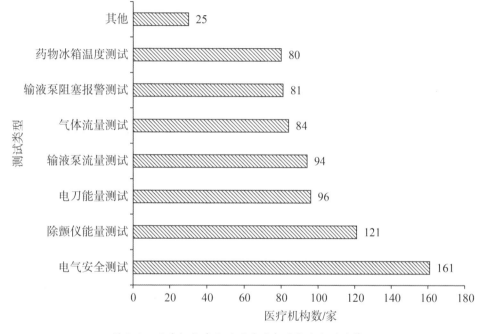

图 2.9　医疗机构采取的医疗设备质控安全测试情况

关于医疗设备质控工作可能的阻碍,统计结果见图 2.10,有 5 家医疗机构没有填写具体的看法。其他 180 家医疗机构中,3/4 以上的医疗机构认为影响质量安全保障工作开展的两个主要原因是科室人员配备不足没有时间开展和缺少必要的质控设备;2/5 以上的医疗机构表示医院经费不允许;1/3 以上的医疗机构认为开展此类工作有技术问题,不知道如何开展;还有近 1/5 的医疗机构认为医院领导不重视;有 3 家医疗机构列举了其他原因,如临床认可度低、缺少相关技能的人才和科室人员未经培训。

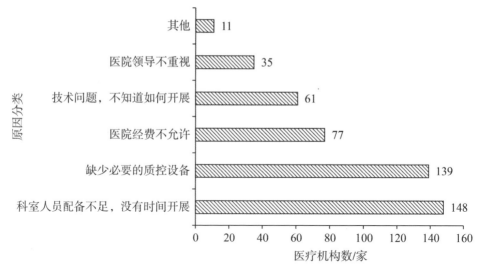

图 2.10　医疗机构质量安全工作不足的原因分析

2.2.2　维护管理

1.2022 年维修情况

（1）整体情况

针对参与调研的医疗机构，2022 年不同维修台次数段的医疗机构数见图 2.11 和图 2.12。发生维修的设备台数在［2000，10000）台的医疗机构最多，占 28.65％；发生维修的设备台数在［1000，2000）台，［100，500）台，［0，100）台和［500，1000）台的医疗机构占比分别为 24.32％，15.68％，15.14％和 13.51％；发生维修的设备台数≥10000 台的医疗机构较少，占比不足 3％。

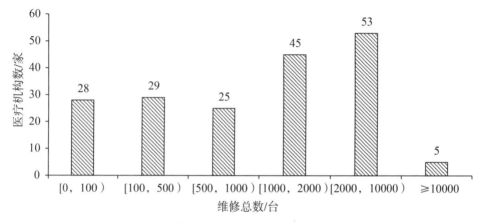

图 2.11　2022 年不同维修台次数段的医疗机构分布情况

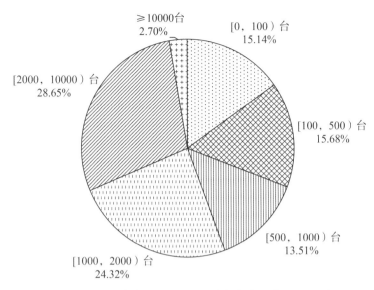

图 2.12　不同维修台次数段的医疗机构占比情况(2022 年)

（2）自修情况

针对参与调研的医疗机构,2022 年不同自修比例段(按设备件数计算)的医疗机构数见图 2.13。有 170 家医疗机构提供了有效数据。自修比例在 [90％,100％] 的医疗机构数最多,有 42 家;自修比例在 [70％,80％) 的医疗机构数次之,有 36 家。随着自修比例段的降低,相应的医疗机构数逐渐减少。

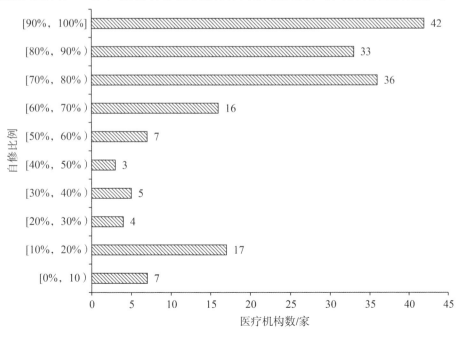

图 2.13　2022 年不同自修比例段(按设备件数计算)的医疗机构分布情况

185 家医疗机构中能够进行相关医疗器械类别自修的占比见图 2.14。从图中可见,病房普通设备的自修率最高,其次是监护、电生理类设备。约 50% 的医疗机构可以自修血液透析类、消毒灭菌类、呼吸麻醉类设备;约 20% 的医院可以自行维修电刀类、检验类、血液净化类、超声影像类、普通放射类设备。CT/MR 类、内窥镜类、核医学类、放疗类以及其他设备的自修率均不到 10%。

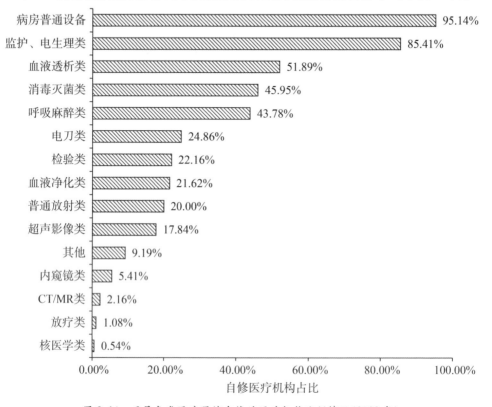

图 2.14　开展各类医疗器械自修的医疗机构比例情况(2022 年)

2. 2022 年维修费用

(1)整体情况

2022 年不同维修费用区间内的医疗机构数见图 2.15。184 家医疗机构提供了有效的数据。从图中可见,维修费用在[10,100)万元的医疗机构数最多,有 45 家;维修费用在[100,200)万元的医疗机构数次之,有 34 家;维修费用不足 10 万元的医疗机构有 10 家;维修费用≥1000 万元的有 24 家,其中有 1 家达到 2000 万元以上。

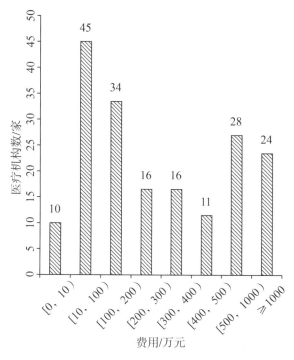

图 2.15　2022 年不同维修费用区间内的医疗机构分布情况

（2）不同等级医疗机构情况

不同等级医疗机构中,各个维修费用区间的医疗机构数占比情况见图2.16。三级甲等医疗机构中,维修费用≥1000 万元的医疗机构占比最大(35.00%),这与医疗机构的设备总值规模相挂钩,平均金额在 780 万元左右。三级乙等医疗机构的设备维修费用大多在[500,1000]万元,占参与调研医疗机构的43.59%,平均金额约为 594 万元。二级甲等医疗机构维修费用相对较低,平均金额约为 163 万元,其中维修费用在[10,100)万元的医疗机构占比最高,为 34.78%。二级乙等医疗机构的维修费用则大多在 200 万元以下,平均金额为 83 万元,其中维修费用在[10,100)万元的占比为 48.00%。

（3）甲乙类大型设备维修费用

不同维修费用区间的医疗机构数见图 2.17。提供有效数据的机构中,142家拥有甲乙类大型设备。大约 1/4 的医疗机构将维修费用控制在 10 万元以下。维修费用在[100,200)万元、[50,100)万元的医疗机构均有 26 家,500 万元（含）以上的有 14 家,其中有 3 家超过 1000 万元。

不同等级医疗机构的甲乙类大型设备维修费用在各个区间的医疗机构占比情况见图2.18。58.62%的三级甲等医疗机构甲乙类大型设备维修费用控制在 200 万元以内,平均金额约为 270 万元。

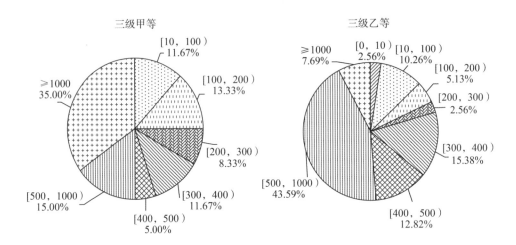

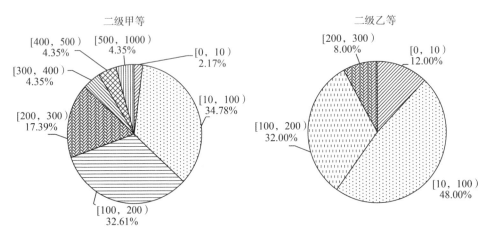

图 2.16　2022 年不同等级医疗机构各个维修费用区间（单位：万元）的医疗机构数占比情况

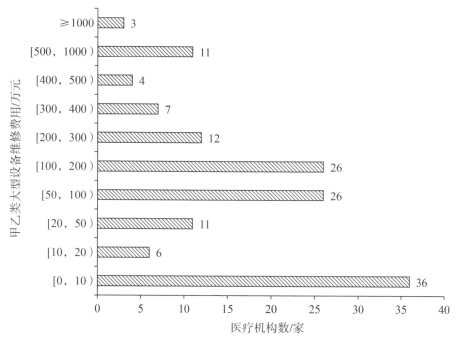

图 2.17　2022 年不同维修费用区间的医疗机构分布情况

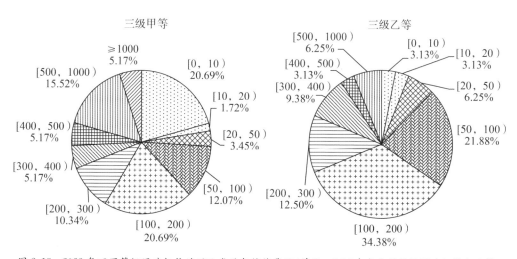

图 2.18　2022 年不同等级医疗机构的甲乙类设备维修费用(单位:万元)在各个区间的医疗机构占比情况

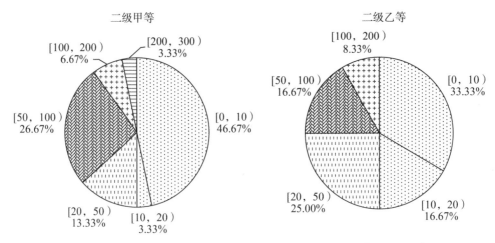

图 2.18（续）　2022 年不同等级医疗机构的甲乙类设备维修费用（单位：万元）在各个区间的医疗机构占比情况

3. 2022 年保修费用

（1）整体情况

各保修费用区间的医疗机构数见图 2.19。保修费用在 400 万元以下的医疗机构占比为 71.89％；保修费用在［50 万，100 万）元的和［100 万，200 万）元的医疗机构最多，均有 29 家；有 23 家医疗机构的保修费用不足 10 万元。

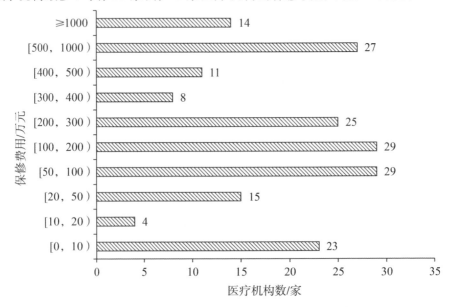

图 2.19　2022 年各保修费用区间的医疗机构分布

（2）不同等级医疗机构情况

2022 年不同等级医疗机构在各个保修费用区间的医疗机构占比情况见图 2.20。三级甲等医疗机构的平均保修费用最高，约为 620 万元。三级甲等医疗机构的保修费用在［500，1000）万元和≥1000 万元的医疗机构占比最高，均为 21.67％。三级乙等医疗机构整体的保修费用较三级甲等低，平均金额在 370 万元左右，其中，保修费用在［500，1000）万元的医疗机构占比为 35.90％，200 万元以下的占比为 28.21％，200 万元（含）以上的占比为 71.79％。二级甲等和二级乙等医疗机构保修费用平均金额分别约为 120 万元和 60 万元。其中，二级甲等医疗机构保修费用主要在［100，200）万元，占比为 36.96％；二级乙等医疗机构保修费用主要在［0，10 万）元，占比为 32.00％。

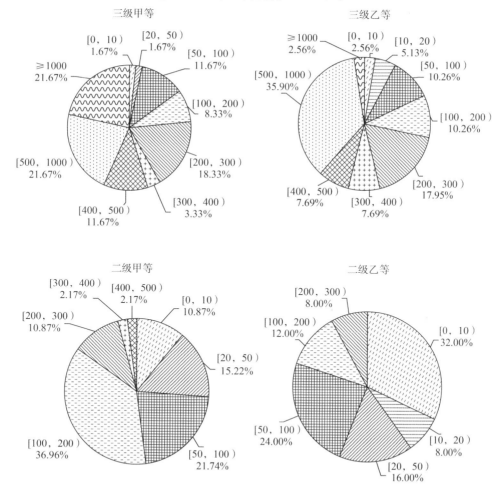

图 2.20　2022 年不同等级医疗机构在各个保修费用（单位：万元）区间的医疗机构占比情况

2.2.3　质量控制管理

1. 整体情况

参与调研医疗机构的预防性维护（preventive maintenance, PM）设备数情况见图2.21，共181家医疗机构提供了有效数据。PM设备数在2000件以下的医疗机构占多数，有134家；2000件及以上的有47家。其中，6家医疗机构的PM设备数≥10000件。

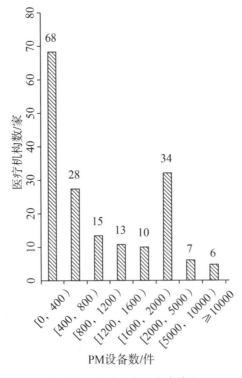

图2.21　PM设备数分布情况

参与调研医疗机构的PM覆盖率分布情况见图2.22，共179家医疗机构提供了有效数据。PM覆盖率≥80%的医疗机构占43.02%，接近一半。PM覆盖率不足20%的医疗机构占18.99%。

不同种类医疗设备的PM覆盖率见图2.23。185家医疗机构中，有184家提供了有效数据。可见PM覆盖率最高的设备是监护仪、除颤仪和呼吸机。由于存在一定的手术风险，大多数医疗机构也会加强高频电刀的PM。考虑到设备的普及率，输注泵、血透机、婴儿培养箱的PM相对较少。其他进行PM的医疗设备包括麻醉机、心电图机、彩超仪等。

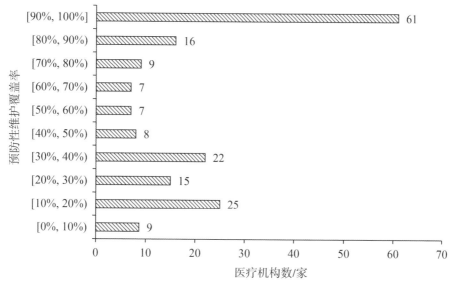

图 2.22　PM 覆盖率在各个百分比区间的分布情况

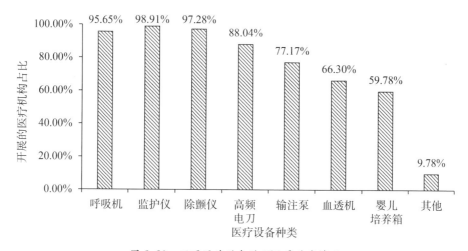

图 2.23　不同医疗设备的 PM 覆盖率情况

2. 不同等级医疗机构情况

不同等级医疗机构中,各个 PM 设备数区间的医疗机构占比、PM 覆盖率情况分别见图 2.24 和图 2.25。PM 设备数大多在 5000 件以下。三级甲等、三级乙等、二级甲等、二级乙等医疗机构的平均设备数分别约为 5300 件、1700 件、800 件、600 件。在各不同等级的医疗机构中,PM 覆盖率在[90%,100%]的占比均最高,且三级乙等医疗机构该覆盖率的占比达到了50.00%。三级甲等医疗机构中,占比第二高的 PM 覆盖率为[10%,20%)。三级乙等医疗机构中,占比第二高的 PM 覆盖率则为[10%,20%)和[20%,30%)。二级甲等医疗机构中,占比第二高的 PM 覆盖率为[80%,90%)。二级乙等机构中,占比第二高的 PM 覆盖率则为[30%,40%)。

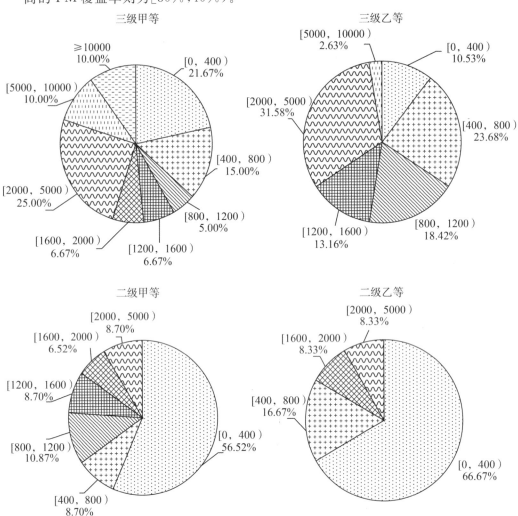

图 2.24　不同等级医疗机构在各个 PM 设备数区间的医疗机构占比情况

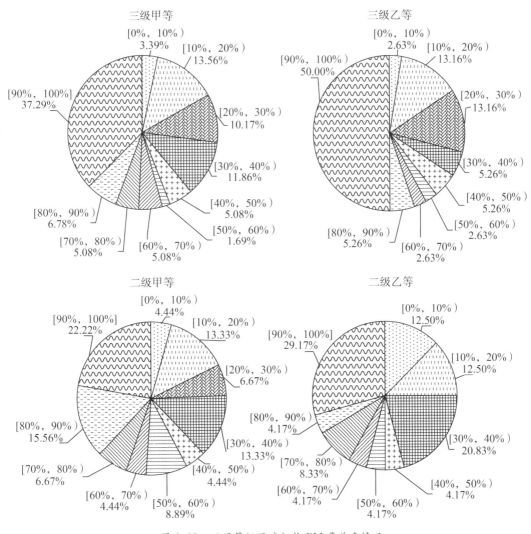

图 2.25　不同等级医疗机构 PM 覆盖率情况

2.2.4　强制计量检定

医疗机构中开展强制检定管理的情况见图 2.26。各个等级的医疗机构呈现比较相似的分布特征。超过一半的医疗机构会建立计量设备台账进行人工管理,上报计量部门安排检测。约 1/5~1/3 的医疗机构会选择信息化管理。极少数机构是由计量部门通知进行强制检定的。各个医疗机构自主进行强制计量检定的积极性很高,但大多数还是选择人工管理计量,而不是依靠信息化。

■ 建立计量设备台账，人工管理，汇总计量计划，上报计量部门安排计量检定
▨ 建立计量设备台账并实现信息化管理，自动生成计量计划，上报计量部门安排计量检定
□ 有计量设备台账，由当地计量部门通知安排计量检定

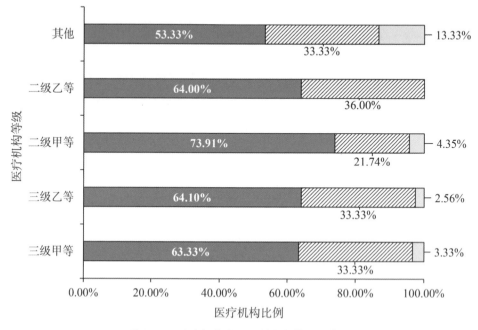

图 2.26　医疗机构采取强制检定管理的情况

2.2.5　不良事件

参与调研的 185 家医疗机构中，有 182 家提供了不良事件报告信息。2022 年医疗器械不良事件报告（medical device adverse event reports，MDR）情况：参与调研的医疗机构中，2022 年度共有 11037 件 MDR，其中耗材报告有 7031 件，设备报告有 4006 件。

2022 年不同等级医疗机构医疗器械不良事件的报告情况见图 2.27。三级乙等医疗机构的平均报告数最多，设备和耗材相关的不良事件分别有 34 件和 55 件。

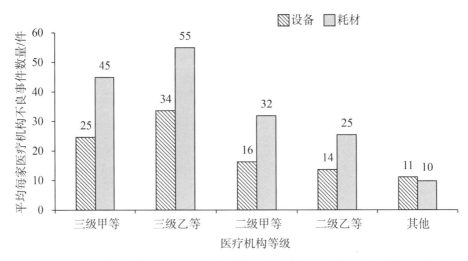

图 2.27　2022 年不同等级医疗机构医疗器械不良事件的平均每家医疗机构报告情况

2.2.6　医疗设备应急方案

对不同等级医疗机构的医疗设备应急方案准备情况的调查统计结果见图 2.28。其中,所有三级甲等医疗机构均建立了医疗设备应急预案和紧急替代预案,同时大多数三级甲等医疗机构会定期进行演练和考核,仅有 11.67% 的医疗机构未能实施定期演练。三级乙等医疗机构中,82.05% 的医疗机构建立了医疗设备应急预案和紧急替代预案并进行定期演练;仅 15.38% 的医疗机构虽然建立了医疗设备应急预案和紧急替代预案但未能定期演练;2.56% 的医疗机构仅建立了医疗设备应急预案,没有设备紧急替代预案,且未开展定期演练。二级甲等医疗机构中,67.39% 的医疗机构建立了医疗设备应急预案和紧急替代预案并进行定期演练;28.26% 的医疗机构虽然建立了医疗设备应急预案和紧急替代预案但未能定期演练;4.35% 的医疗机构仅建立了医疗设备应急预案,没有设备紧急替代预案,且未开展定期演练。二级乙等医疗机构中,有 40.00% 的医疗机构建立了医疗设备应急预案和紧急替代预案并进行定期演练;48.00% 的医疗机构虽然建立了医疗设备应急预案和紧急替代预案但未能定期演练;12.00% 的医疗机构仅建立了医疗设备应急预案,没有设备紧急替代预案,且未开展定期演练。

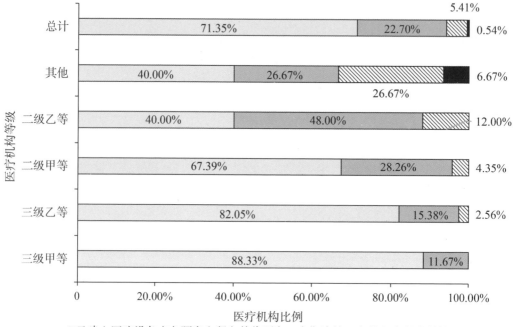

已建立医疗设备应急预案和紧急替代预案，定期演练、考核程序的有效性
已建立医疗设备应急预案和紧急替代预案，没有定期演练
有医疗设备应急预案，没有设备紧急替代预案，没有定期演练
没有制定医疗设备应急预案，出现意外事件时临时处理

图 2.28　医疗机构医疗设备应急方案准备的情况

2.3　技术评估

2.3.1　设备采购评价

各医疗机构目前需要开展采购前评价的设备和已经开展评价的设备见图2.29。对于甲乙类大型设备，医疗机构基本会开展采购前评价。而对于其他设备，则显示出一定的选择性，需要开展采购前评价的医疗机构比例相对高于已经开展相应评价的医疗机构的比例。仅有少量医疗机构完全不开展任何采购前评价。少量医疗机构则会对 5 万元以上或 30 万元以上的设备开展采购前评价。

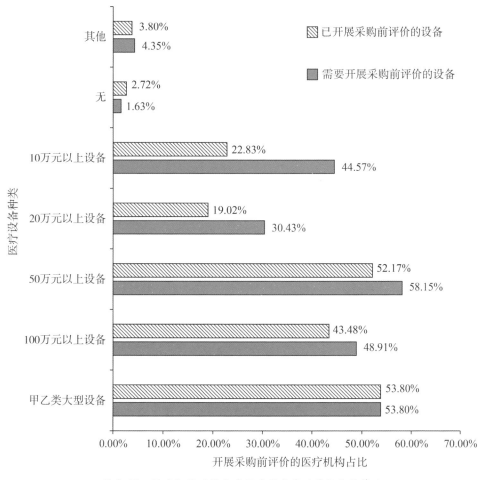

图 2.29　医疗机构开展各类医疗设备采购前评价的情况

2.3.2　设备成本效益分析

关于设备成本效益分析,共 185 家医疗机构回答了问卷,其中有 11 家医疗机构不进行成本效益分析。在 174 家医疗机构中,有 70 家只使用电子数据进行分析,有 49 家在分析过程中只使用手工统计,有 55 家同时使用电子和手工数据分析(见图 2.30)。

如图 2.31 所示,在实施设备成本效益分析的医疗机构中,绝大多数分析包含了甲乙类大型设备,这些医疗机构占医疗机构总数的 81.03%;分析特种设备和生命支持与急救类设备成本效益的医疗机构较少,分别分为 12.07% 和 23.56%;分析其他设备的成本效益的医疗机构占 48.85%。

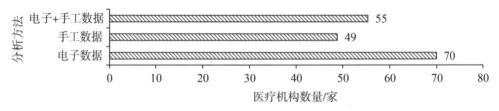

图 2.30　医疗机构医疗设备成本效益分析的数据来源

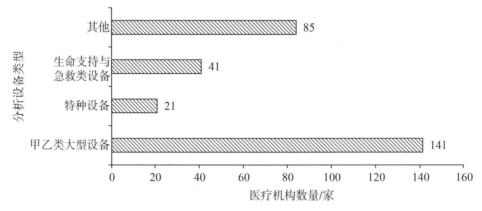

图 2.31　医疗机构医疗设备成本效益分析的对象

在分析内容方面，绝大多数医疗机构会进行收益率分析，占 87.93%；84.48% 的医疗机构会进行使用率分析；超过 50% 的医疗机构会选择进行投资回收期、支出率和开机率分析；还有 15.52% 的医疗机构会选择进行其他指标分析（见图 2.32）。

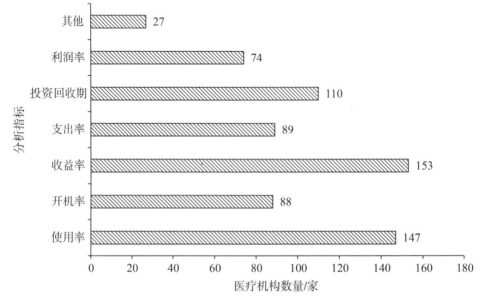

图 2.32　医疗机构医疗设备成本效益分析的指标

2.4 信息化管理

2.4.1 医疗器械管理信息系统建设整体情况

医疗机构的相关信息系统建设情况见图 2.33。参与调查的 185 家医疗机构中，有 180 家医疗机构使用了相关的医疗系统，43.78% 建立了全院联网系统协助相关管理。其中使用最广的是设备资产管理系统，92.97% 的医疗机构有建立设备资产管理系统，其中 37.84% 的医疗机构已经全院联网。应用最少的是成本效益分析系统，超过一半的医疗机构没有成本效益分析系统。这可能与成本效益分析在实际管理中应用得较少有关（系统数量和医院数量看信息化水平）。

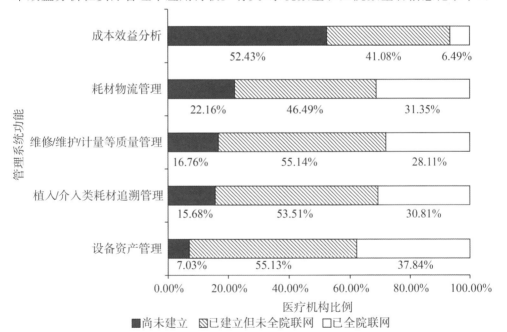

图 2.33　医疗机构的相关信息系统建设情况

具体的电子信息技术在相关管理工作中应用的情况见图 2.34。可见二维码在医疗机构中应用最广，其次是设备安全性检测技术。其他相关信息技术手段在医疗机构医疗器械管理工作中应用则较少，会应用其他技术的医疗机构占比不到一半。

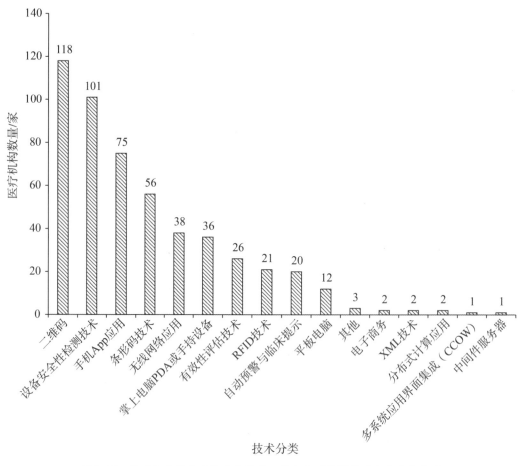

图 2.34　医疗机构的信息技术在临床工程与医疗器械管理中的应用情况

2.4.2　不同等级医疗机构医疗器械管理系统建设情况

　　不同等级医疗机构的相关系统建设情况见图 2.35 和图 2.36，二级以下医疗机构相关系统建设较少，所以未纳入统计。建设情况最好的是三级甲等医院，可见基本每个医疗机构都建有 3 个以上系统；三级乙等、二级甲等、二级乙等的医疗机构中，均有部分比例的医疗机构未建成任何系统。从不同等级医疗机构的建成系统数量来看，目前各级医疗机构建立成本效益分析系统的数量均为最少。

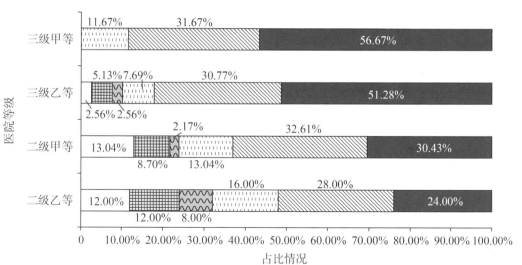

图 2.35　不同等级医疗机构的建成系统比例情况

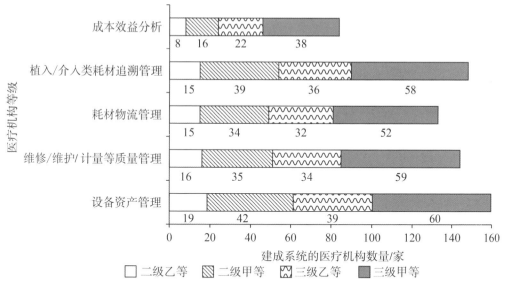

图 2.36　不同等级医疗机构的建成系统数量情况

第 3 章　临床工程职业发展

良好清晰的职业发展方向推动着医疗设备管理部门人员不断进步,也影响着该领域对人才的吸引力。人才的质量和数量是部门整体专业水平和业务能力提升的关键,也与学科发展息息相关。本章内容围绕医疗设备管理部门人员职业发展的多个方面展开,包括职称系列、继续教育培训、科研发展等。

3.1　职称系列

目前,浙江省医疗设备管理部门人员职称晋升以工程师序列为主,但不同层级医疗机构的医疗设备管理部门人员职称晋升尚未有统一的标准。以浙江省卫健委直属医疗机构为例,初、中级医疗设备管理部门人员的职称晋升需依据《浙江省医疗器械行业初、中级专业技术资格考试和聘任实施办法》完成相关的资格考试,高级工程师则需要参考浙江省药品监督管理局发布的《浙江省医药行业医疗器械高级工程师职务任职资格评价条件(试行)》开展评定。对于高校直属医疗机构,工程师职称晋升则需要根据对应高校的职称管理办法,以浙江大学医学院附属医院为例,初、中级工程师的职称晋升由医院自主评定,而高级工程师的职称晋升则需要满足《浙江大学工程技术高级职务任职基本条件》。此外,也有省份将医疗设备管理部门人员纳入医技序列管理。以江苏省为例,医疗设备管理部门人员根据《江苏省卫生专业技术资格条件(试行)》参与医技序列的职称评定,或根据《江苏省生物医药工程专业技术资格条件(试行)》参与工程师系列的职称评定。四川省药品监督管理局也发布了《四川省医药工程专业技术人员初中级职称申报评审基本条件(试行)》,医疗设备管理部门人员可纳入医技系列管理。

总体而言，目前浙江省乃至全国的医疗设备管理部门人员的职称晋升规定存在较大差异。造成这种差异的主要原因是不同医疗机构该部门人员的定位和职责存在差异。因此，有必要推动形成医疗设备管理部门人员系统性的职业架构，明晰医疗设备管理部门人员的定位和职责，逐步形成统一的医疗设备管理部门人员职称评定标准，并推广到全国各地。

3.2 继续教育与培训

3.2.1 整体情况

1.继续教育人次数

在调研的医疗机构中，2022 年参与继续教育的医疗设备管理部门人员有 1687 人次，平均每家医疗机构有 9.12 人次，平均每位医疗设备管理部门人员参加 1.00 次继续教育。

2.继续教育途径

医疗设备管理部门人员继续教育途径占比情况见图 3.1。如图所示，最主要的两种继续教育途径是网络学习和院外培训，占比分别为 26.91％ 和 24.43％。这一方面与前两年的疫情因素有关，另一方面也与按浙江省药品监督管理局《浙江省食品药品医疗器械专业技术人员继续教育实施办法（试行）》规定，如需要取得继续教育学分必须完成相关网络课程有关。学术会议占比为 22.14％，院内讲座占比为 13.55％。通过其他方式来实现继续教育的占比均为 6.68％。

3.国外交流学习

在 185 家医疗机构 1200 名以上的医疗设备管理部门人员中，国外留学（取得学位）的有 2 人，其中绍兴和宁波各 1 人；国外研修（研究项目）的有 4 人次，分布于宁波和杭州地区；参加过国外培训（短期学校）的有 70 人次，分布在台州、杭州、绍兴、嘉兴、衢州、湖州，其中台州最多。从医疗机构等级看，国外留学及国外研修的人员大部分出自三级甲等医疗机构,有 44 人次;此外,三级乙等医疗机构有 10 人次,二级甲等医疗机构有 6 人次,二级乙等医疗机构有 3 人次,其他等级医疗机构有 7 人次。由此可见,国外学习的机会非常少,且主要集中在三级甲等医疗机构。

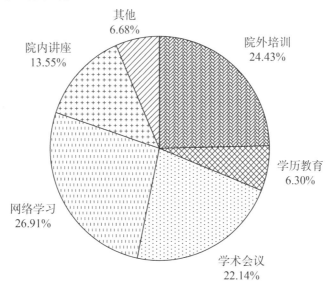

图 3.1　医疗设备管理部门人员继续教育途径占比情况

3.2.2　各地区三级甲等医疗机构继续教育情况

以各地区三级甲等级医疗机构为代表,分析继续教育情况。

1. 继续教育人次数

各地区三级甲等医疗机构参加继续教育的人次情况见图 3.2。衢州、舟山地区因数据量过小而未纳入。温州、丽水、杭州地区平均每家三级甲等医疗机构分别有 27.33 人次、24.75 人次、22.00 人次参加继续教育,高于本省三级甲等医疗机构平均值(16.67 人次)。

各地区 2022 年平均每位医疗设备管理部门人员获得继续教育的次数见图 3.3。丽水、湖州、温州、绍兴地区三级甲等医疗机构平均每位医疗设备管理部门人员参加继续教育的次数分别为 2.61 次、2.17 次、1.89 次、1.36 次,其他地区平均每家三级甲等医疗机构该部门参加继续教育的人次均不高于平均值(1.17人次)。

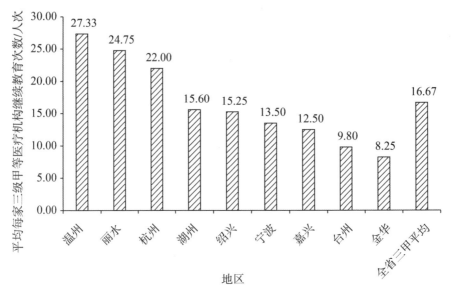

图 3.2　2022 年各地区及全省平均每家三级甲等医疗机构参加继续教育的人次

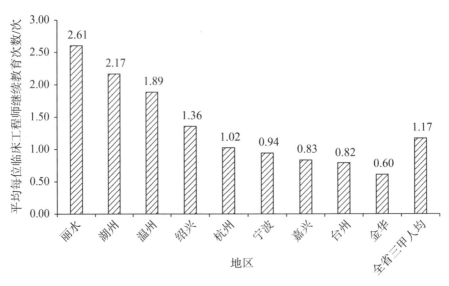

图 3.3　2022 年各地区及全省三级甲等医疗机构平均每次医疗设备管理部门人员参加继续教育的次数

2. 继续教育途径

各个地区开展不同途径继续教育的医疗机构占该地区全部医疗机构的比例情况见图 3.4 和表 3.1。院外培训、网络学习、学术会议在各个地区均是位居前列的继续教育途径。

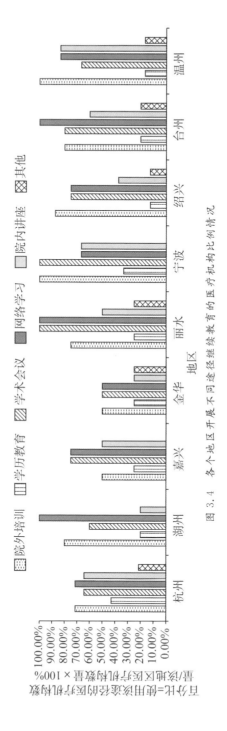

图 3.4　各个地区开展不同途径继续教育的医疗机构比例情况

表 3.1　各地区三级甲等医疗机构开展继续教育的占比情况

地区	院外培训	学历教育	学术会议	网络学习	院内讲座	其他
杭州	71.43%	42.86%	64.29%	71.43%	64.29%	21.43%
湖州	80.00%	20.00%	60.00%	100.00%	20.00%	0.00%
嘉兴	50.00%	25.00%	75.00%	75.00%	50.00%	0.00%
金华	50.00%	25.00%	50.00%	50.00%	25.00%	25.00%
丽水	75.00%	25.00%	100.00%	100.00%	50.00%	25.00%
宁波	100.00%	33.33%	100.00%	66.67%	66.67%	0.00%
绍兴	87.50%	12.50%	75.00%	75.00%	37.50%	12.50%
台州	80.00%	20.00%	80.00%	100.00%	60.00%	20.00%
温州	100.00%	16.67%	66.67%	83.33%	83.33%	16.67%

3.2.3　不同等级医疗机构情况

1. 继续教育人次数

2022 年不同等级医疗机构平均继续教育人次及平均每人获得继续教育的次数见图 3.5 和图 3.6。其中,三级甲等医疗机构继续教育人次最多。

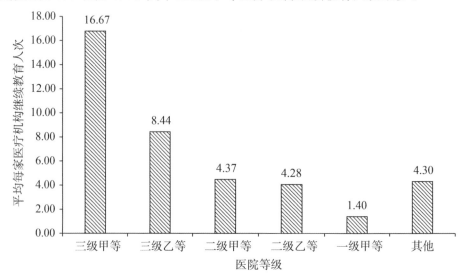

图 3.5　2022 年不同等级医疗机构平均继续教育人次

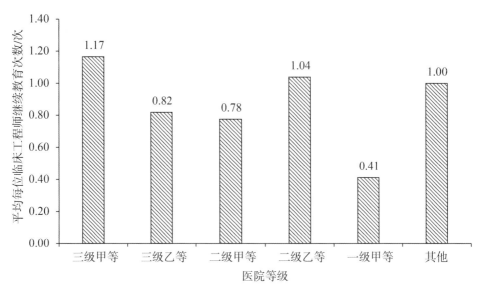

图 3.6 2022 年不同等级医疗机构平均每位医疗设备管理部门人员获得继续教育的次数

2. 继续教育途径

不同等级医疗机构的继续教育途径的构成及占比情况见图 3.7。参与调研的医疗机构中，三级甲等和三级乙等医疗机构该部门人员继续教育途径的占比情况比较相似，院外培训排第一位，学术会议和网络学习方式的占比比较接近，而通过学历教育和其他方式学习的占比相对较小。在二级甲等和二级乙等医疗机构，网络学习方式占主导地位，其次是院外培训，比例也较高。

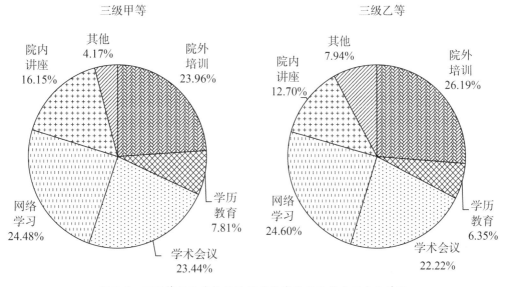

图 3.7 不同等级医疗机构的继续教育途径的构成及占比情况

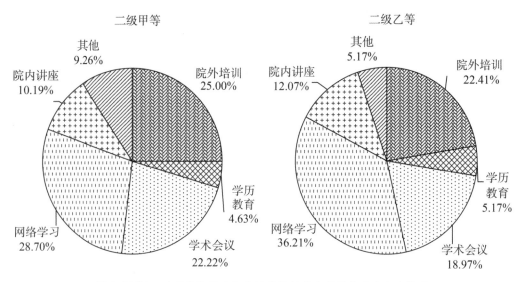

图 3.7（续） 不同等级医疗机构的继续教育途径的构成及占比情况

3.3 科研发展

3.3.1 整体情况

参与调研的医疗机构主持和（或）参与科研项目/课题总数、类型及其占比情况见图 3.8 和图 3.9。其中，国家级课题有 8 项，省部级、市厅级和医院级的课题数分别有 21、36 和 24 项。国家级及省部级课题总共约占 1/3。

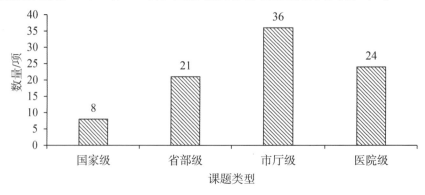

图 3.8 课题分布

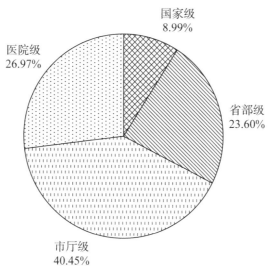

图 3.9　各类型课题占比

　　参与调研的医疗机构中,各种类型论文的发表数量及其占比情况见图3.10和图 3.11。共发表论文 806 篇,其中,普通期刊论文占比最多,达 65.51%,中文核心期刊论文占 23.70%,SCI、EI、ISTP 检索期刊论文共计占 1.73%。

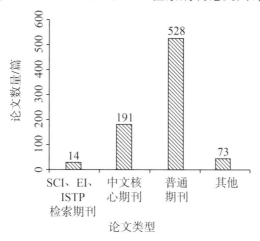

图 3.10　各种类型论文的发表情况

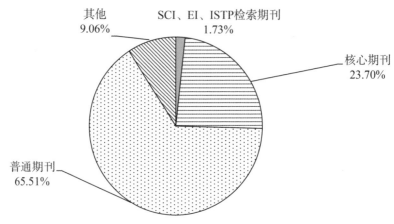

图 3.11　各种类型论文的占比情况

3.3.2　不同等级医疗机构情况

参与调研的医疗机构中,不同等级医疗机构承担课题分布情况见图 3.12。医疗机构承担的各种级别的课题总数有 89 项,三级甲等、三级乙等、二级乙等、其他等级医疗机构分别承担 78 项、6 项、3 项和 2 项课题。其中,省级三级甲等医疗机构承担课题 49 项,占总课题数的一半以上。参与调研的二级甲等医疗机构截至调研结束时没有参与课题。

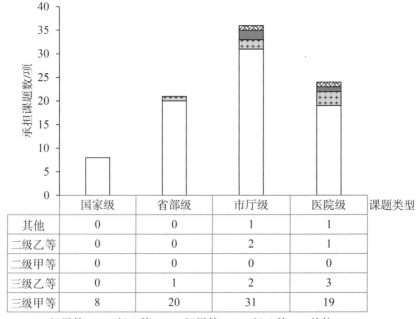

课题类型	国家级	省部级	市厅级	医院级
其他	0	0	1	1
二级乙等	0	0	2	1
二级甲等	0	0	0	0
三级乙等	0	1	2	3
三级甲等	8	20	31	19

□三级甲等　田三级乙等　□二级甲等　■二级乙等　⊠其他

图 3.12　不同等级医疗机构承担课题分布情况

　　参与调研的医疗机构中,不同等级医疗机构平均论文数量见图 3.13。如图所示,三级甲等医疗机构发表的论文数高于其他等级医疗机构。

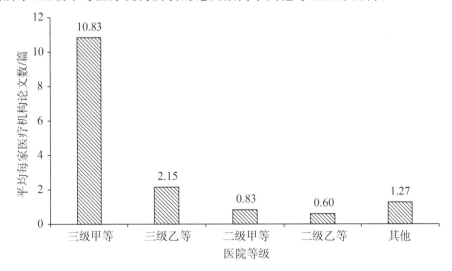

图 3.13　不同等级医疗机构平均每家的论文发表情况

第4章 总结与展望

　　本次调研结果显示,浙江省医疗机构的临床工程学科近年来发展迅速。浙江省临床工程部门也呈现良好的发展趋势,如:近几年有大量新鲜力量涌入;部门组成结构较为合理,青壮年是队伍主力,中级人员是中流砥柱,部门人员以从业年限小于20年的成员为主,从业人员的学历趋于合理(研究生人数较2020年增长58人);部门自修能力较2019年有所提升,自修比例在80%以上的医疗机构占比大于65%。但临床工程的进一步提升,尤其部门的新时代发展,还面临着一些挑战。浙江省临床工程的发展一直走在全国前列,针对这些挑战,前期也已进行了一系列探索实践。本章主要梳理了临床工程的现存挑战,分享了浙江省针对这些挑战开展的一些实践工作,并展望临床工程的后续发展。

4.1 挑　战

　　基于本次调研,结合2019年的调研结果,临床工程部门及学科发展的现存挑战主要有三点,分别是部门定位及相关政策缺乏、人才评价认证体系不健全以及新时代部门工作职责变化。下面结合数据分别加以阐述。

　　与2019年的调研结果较为一致,临床工程部门名称及其在医院组织结构中的隶属未统一,大部分临床工程部门仍归属于后勤。究其原因,是我国公立医院临床工程部门定位不准确不统一、功能设置经验化以及部门工作后勤化等导致的。随着现代医学诊疗对医疗器械辅助的依赖程度逐年增高,临床工程部门在医疗机构的重要性逐步提升,这些问题对临床工程部门及学科发展的桎梏越发明显,因此亟须通过政策制定、省内部门定位统一等方法进行解决。

引进人才、培养人才、用好人才、留住人才是临床工程部门及学科可持续发展的重要基础。然而，本次调研发现，虽然平均每家医疗机构配置的医疗设备较 2020 年增长约 1 倍，但平均每家医疗机构临床工程部门配置的人数仅从 2020 年的 9 人/部门增长到现在的 10 人/部门，即医疗机构的设备配置逐年增长，而专业临床工程队伍的人员配置却稍显不足；尽管平均每家医疗机构受继续教育的人次数及平均每位工程师参加继续教育的次数均较 2019 年有所提升，但有医疗设备管理部门人员系列职称的医疗机构占比不到 70%，专业技术人员的数量和质量发展仍然不平衡；学科相关科研工作还在起步阶段。医疗设备管理部门人员从业人员全国统一的职业资格认证制度还未出台，职业发展体系和激励机制不完善等，影响临床工程部门及学科发展的持久性。因此，亟须健全符合公共卫生工作特点的人才评价体系，顺畅公共卫生人才职业发展和晋升路径，并提供良好的科研环境与平台。

本次调研新增了医疗设备管理部门人员的工作任务与职责、应用质量管理、技术评估以及信息化管理等内容。可以看到，在岗位职责方面，除工程技术相关的职责外，部分医疗机构的医疗设备管理部门人员还承担了采购、信息管理等方面的工作。在应用质量管理方面，电气安全测试是针对有源医疗器械应用质量管理的基础测试，然而有 10% 以上的医疗机构未开展该项目；除颤仪和电刀的能量测试也是高风险设备应用安全保障的关键，然而有 30% 以上的医疗机构未开展该项目。检测项目无法开展的主要原因包括：没有足够时间、缺少质控设备、经费不足及技术水平受限等。在医疗设备应急方案方面，二级乙等及以下的医疗机构设备应急演练不理想。在技术评估方面，尽管在国家政策的推动下，大部分医疗机构开展了医疗器械的成本效益分析，但仅 50% 的医疗机构会开展采购前评价。在信息化管理方面，医院资产管理的信息化已达 93%，但计量管理的信息化还有待提高。现代医疗器械逐渐精细化、集成化，且维修权限控制更加严苛，院内医疗设备管理部门人员的自主维修技能的提升受到一定限制。近些年，省外很多医疗机构尝试将医疗器械技术管理工作外包，部门的总体规模似有缩减趋势。同时，《医疗器械监督管理条例》（国务院令第 739 号）、《医疗器械临床使用管理办法》（国家卫生健康委员会令第 8 号）等法规陆续颁布实施，以及疾病诊断相关分组（diagnosis related group，DRG）和基于大数据的病种分类（big data diagnosis-intervention packet，DIP）医保付费方式、集中采购和带量采购等医疗器械相关的医疗改革政策密集出台，推动着临床工程部门的工作职责从原来单纯的设备维修维护管理逐渐转型到开展精细化、信息化、专业化的医疗器械管理,同时深入探索质量控制和技术评估等。医疗器械技术评估是当前临床工程研究的热点,医疗设备管理部门人员的角色正相应地发生转变,以顺应新时代背景下临床工程部门及学科的发展需求。

4.2　浙江省实践

面对不同时期医疗设备管理的挑战和产业发展契机,浙江省临床工程队伍始终保持开拓进取与真抓实干的务实创新精神,在全国率先开展医学装备管理质量控制、应用示范、评价改进和创新转化等工作,取得较好的成绩。

4.2.1　浙江省医疗设备管理质量控制工作实践

浙江省医疗设备管理质量控制工作自 1983 年开始,至今已走过 30 个年头,目前已基本健全覆盖全省市医疗机构的医疗设备质量控制管理体系。浙江省医疗设备管理质量控制中心挂靠浙江医院运行,负责对全省医疗设备的宏观管理,检查各级医疗机构对医疗设备相关行政法规的落实情况,并为上级管理部门提供决策建议。

1993—2002 年,浙江省 11 个地市相继建立了市级医疗设备管理质量控制中心,初步形成了全省医疗设备管理质量控制网络。基于省市中心联动,通过学术交流、岗位培训,持续提升医疗机构内医疗设备管理从业人员的专业知识水平和执业能力。

4.2.2　浙江省医疗设备示范推广工作实践

浙江省卫健委于 2013 年组建了全国首个省级国产大型医用设备应用推广中心(2013 年更名为浙江省国产医疗设备应用推广中心,简称省推广中心),挂靠浙江大学医学院附属第一医院运行,成立全国首家国产大型医用设备应用示范基地,积极推进国产医疗设备的评价改进与应用示范等工作,助力国产医疗设备产业快速发展。省推广中心的主要工作包括:

(1)开展点面结合、重点突出的全方位调研,全面掌握国产医疗设备尤其大型医疗设备的发展现状，深入挖掘国产医疗设备发展过程中的难点、痛点，撰写行业发展报告，为浙江省政府乃至全国制定国产医疗设备产业发展政策建言献策。

（2）推进医院与企业深度合作，通过示范应用—临床评价—技术创新—辐射推广的创新发展模式，有效促进国产医疗设备的性能改进及创新发展，积极推动国产医疗设备能用、好用、耐用，各级医疗机构愿意用。

（3）遴选优秀国产医疗设备，探索实践省级医疗机构引领的规范化、规模化应用示范模式，促进优秀国产医疗设备普及应用。

在省推广中心的组织下，承担国家工业和信息化部与国家卫健委联合举办的高端医疗设备应用示范项目，完成政策研究报告、可行性研究报告、评估报告、技术指南等10余份，由点及面地推进国产医疗设备产业整体发展，加快高端医疗设备国产化进程。

此外，浙江省医工牵头承担并完成"十三五""十四五"国家重点研发计划和浙江省重点研发计划应用示范类项目多项，建立了覆盖"配置方案—设备监测—人才培养—售后服务"的新型"互联网＋医疗设备"应用示范体系，开发了国内首个聚合设备管理与监测、教学培训及售后服务的综合信息平台，从"愿意用、用得好、管得好"全方位推动国产创新医疗设备和技术的应用示范与推广，成效显著。

4.2.3　浙江省医疗器械评价工作实践

2020年，浙江省在全国率先成立了首个医疗器械临床评价类省级重点实验室——浙江省医疗器械临床评价技术研究重点实验室（简称实验室）。实验室依托浙江大学医学院附属第一医院医学工程学科而建，旨在搭建医疗器械临床评价技术研究平台，促进医疗机构、高校、医疗器械企业等建立紧密型合作关系，开展医疗器械上市前和临床使用中的全过程、多维度临床评价技术研究，引领临床医学工程学科和相关临床医学学科的发展，持续引进和培养医学、工程、信息融合的骨干人才，持续研究系列医疗器械临床评价技术理论和体系，推进产学研用结合，促进医疗器械技术不断创新升级和推广应用，切实推进我省乃至我国医疗器械产业发展。

在平台助力下，浙江省医工承担国家级、省部级等各类医疗器械评价项目，围绕医疗设备和医用耗材开展了大量的评价工作，形成系列评价指标体系文件和评价报告,为企业提出产品改进意见或建议若干,不仅实实在在促进国产产品性能和质量提升,还促进形成良好的产学研用深度合作的氛围,持续助力医疗器械产业高质量发展。

4.2.4　浙江省医疗设备创新转化实践

浙江省将医疗器械产业纳入"十三五""八大万亿产业"重点发展内容,构建医疗器械特色产业带、特色园区、特色小镇、特色企业"四特色"发展格局,打造"浙造器械"名企、强企、优企品牌,医疗器械产业发展水平走在全国前列,大力推动医疗器械产业转型升级。截至 2022 年,浙江省有医疗器械高新技术企业 747 家,在国内排名第三位,高新技术企业在全省医疗器械生产企业的占比为 27.42%,高于全国平均水平(21.91%)。2017 年,首个"国字号"的国家食品药品监督管理总局审评中心医疗器械创新浙江服务站落户杭州,让医疗器械企业审批审评服务前移,助推企业良性发展。2019 年,由浙江大学医学院附属第一医院设立并实施管理的创新转化中心落地杭州钱塘区医药港小镇,围绕细胞治疗、基因编辑和创新药物研发、临床诊断与创新医疗器械等领域的新技术、新方法、新应用,展开基础与转化医学研究。浙江大学医学院附属第一医院是首批"辅导类"国家医学中心创建单位,设立了"高端微创外科器械技术攻关与装备研发及产业化"和"医疗物联技术攻关与智慧应用开发及产业化"等医疗器械科技攻关项目。2022 年,第三届长三角卫生健康人才创新发展大会在杭州举行,会上正式授牌成立了中国(浙江)卫生健康创新转化联盟,围绕卫生健康领域科技创新、成果转化、孵化加速等闭环,打造科技创新链和产业链,推动浙江健康产业发展。

此外,浙江省医学会医学工程学分会、浙江省医师协会医疗设备管理部门人员分会、浙江省医疗器械行业协会等学会协会组织,通过成立创新学组(或分会)、组织创新竞赛等活动,促进医工结合,为社会持续培养和输送医工融合复合型人才,推动医学与工程的融合创新和持续高质量发展。

4.3 展 望

　　临床工程学科整体向好，但优质人才缺乏、人才培养体系不完善等难题仍需广大临床工程工作者共同努力解决，任重道远。浙江省乃至全国医工应面向未来、与时俱进，探讨医工融合 5G、大数据、人工智能和物联网等技术的新发展道路，推动医疗设备智慧管理，为临床诊断治疗提供更精准、更快速和更稳定的技术支持，为医疗机构提质增效、降本控费提供技术支撑，助推医院高质量发展。

表格索引

表1.1 各地区参与调研的医疗机构数情况 ·················· 05

表1.2 医疗设备管理部门名称及对应的医疗机构数 ·············· 07

表1.3 医疗设备管理部门在医疗机构内的归属类别及其对应的医疗机构数

··· 08

表1.4 医疗设备管理部门在各个岗位的人员分布情况 ············ 08

表1.5 各地区三级甲等医疗机构医疗设备管理部门的岗位结构概况 ·· 09

表1.6 不同等级医疗机构该部门的岗位结构概况 ··············· 10

表1.7 不同等级医疗机构临床工程部门工作职能 ··············· 10

表1.8 不同等级医疗机构管理部门人员学历/学位平均人数 ······· 15

表1.9 医疗设备管理部门负责人的学历/学位情况 ·············· 17

表1.10 不同等级医疗机构及全省平均该部门人员的专业背景情况 ··· 19

表1.11 不同等级医疗机构及全省平均不同专业背景的人员数占部门总人
数的比例 ··· 20

表1.12 各地区平均每家三级甲等医疗机构医疗设备管理部门人员的专业
背景情况 ··· 22

表1.13 各地区平均每家三级甲等医疗机构医疗设备管理部门人员各专业
背景人数占部门总人数的比例 ······················· 23

表1.14 不同等级医疗机构医疗设备管理部门各职称平均人数 ····· 26

表1.15 不同等级医疗机构医疗设备管理部门各职称占比 ········· 27

表1.16 各个地区平均每家三级甲等医疗机构医疗设备管理部门各个职称
的人数 ··· 28

表1.17 各个地区平均每家三级甲等医疗机构医疗设备管理部门的各职称
比例 ··· 28

表1.18 医疗设备管理部门负责人职称分布情况 ·················· 29

表1.19 不同等级医疗机构各年龄段该部门人员的平均人数 ············ 31

表1.20 各年龄段医疗设备管理部门人员在不同等级医疗机构的占比情况

　　　　·· 31

表1.21 各个年龄段人员在各地区平均每家三级甲等医疗机构医疗设备管

　　　　理部门人数 ······································· 32

表1.22 各个年龄段人员在各地区平均每家三级甲等医疗机构该部门的人

　　　　数占比情况 ······································· 32

表1.23 不同从业年限段人员在各等级医疗机构的医疗设备管理部门的人

　　　　数平均值 ··· 36

表1.24 不同从业年限段人员在各等级医疗机构医疗设备管理部门的人数

　　　　占比 ··· 37

表1.25 各地区平均每家三级甲等医疗机构该部门各从业年限段人员数

　　　　·· 38

表1.26 各地区平均每家三级甲等医疗机构该部门各从业年限段人员数

　　　　占比 ··· 39

表3.1   各地区三级甲等医疗机构开展继续教育的占比情况 ········· 72

图片索引

图 1.1　各地区参与调研的医疗机构数占调研医疗机构总数的比例 ……… 06

图 1.2　不同等级医疗机构平均编制床位数(张)和平均实际开放床位数(张)
　　　　…………………………………………………………………………… 06

图 1.3　不同等级医疗机构 2022 年医疗服务情况,包括平均门(急)诊量(人
　　　　次)及年手术量(台) ……………………………………………………… 06

图 1.4　医疗设备管理部门在各个岗位的人员占比情况 …………………… 08

图 1.5　医疗设备管理部门人员提供的技术管理服务 ……………………… 12

图 1.6　医疗设备管理部门人数的区间分布情况 …………………………… 13

图 1.7　不同等级医疗机构医疗设备管理部门平均人数 …………………… 13

图 1.8　全省医疗设备管理部门人员学历/学位结构 ……………………… 14

图 1.9　全省医疗设备管理部门人员学历/学位占比情况 ………………… 14

图 1.10　不同等级医疗机构医疗设备管理部门人员学历/学位平均人数分布
　　　　…………………………………………………………………………… 15

图 1.11　各地区和全省平均每家三级甲等医疗机构该部门人员的学历/学
　　　　位分布 …………………………………………………………………… 16

图 1.12　各地区和全省平均每家三级甲等医疗机构临床工程师学历/学位
　　　　比例 ……………………………………………………………………… 17

图 1.13　医疗设备管理部门负责人各学历/学位的占比情况 …………… 17

图 1.14　全省医疗机构医疗设备管理部门人员专业背景分布 ………… 18

图 1.15　全省医疗机构医疗设备管理部门人员专业人数占比 ………… 18

图 1.16　不同等级医疗机构及全省平均该部门人员的专业背景分布 … 19

图 1.17　不同等级医疗机构该部门人员的专业背景构成 ……………… 21

图 1.18　各地区平均每家三级甲等医疗机构医疗设备管理部门人员专业背
　　　　景组成 …………………………………………………………………… 22

图 1.19 各地区平均每家三级甲等医疗机构医疗设备管理部门人员各专业
背景人数占比 ……………………………………………………… 24

图 1.20 医疗设备管理部门负责人的专业背景分布情况 ……………… 24

图 1.21 医疗设备管理部门负责人专业背景的占比情况 ……………… 25

图 1.22 相关医疗机构该部门人员职称分布 …………………………… 25

图 1.23 医疗设备管理部门人员的职称占比情况 ……………………… 26

图 1.24 不同等级医疗机构医疗设备管理部门职称结构分布 ………… 26

图 1.25 不同等级平均每家医疗机构的职称占比分布 ………………… 27

图 1.26 各个地区平均每家三级甲等医疗机构医疗设备管理部门的职称
结构 ……………………………………………………………… 28

图 1.27 医疗设备管理部门负责人各类职称占比情况 ………………… 29

图 1.28 全省该部门人员年龄分布(A)及各年龄段人数的占比情况(B) … 30

图 1.29 不同等级医疗机构各年龄段该部门人员平均人数分布 ……… 31

图 1.30 各年龄段人员数在不同等级医疗机构医疗设备管理部门的占比
情况 ……………………………………………………………… 32

图 1.31 各地区平均每家三级甲等医疗机构该部门人员的年龄段分布情况
………………………………………………………………………… 33

图 1.32 各地区三级甲等医疗机构各个年龄段该部门人员人数的占比 … 33

图 1.33 医疗设备管理部门负责人在各个年龄段的分布情况 ………… 34

图 1.34 医疗设备管理部门负责人在各个年龄段的人数占比情况 …… 34

图 1.35 全省医疗机构医疗设备管理部门人员从业年限分布 ………… 35

图 1.36 全省医疗机构医疗设备管理部门人员在各从业年限段的占比情况
………………………………………………………………………… 35

图 1.37 不同从业年限段人员在各等级医疗机构的医疗设备管理部门的人
数平均值分布 …………………………………………………… 36

图 1.38 不同从业年限段人员在各等级医疗机构医疗设备管理部门人数占
比分布 …………………………………………………………… 37

图 1.39 各地区平均每家三级甲等医疗机构该部门各从业年限段人员数
分布 ……………………………………………………………… 38

图 1.40 各地区平均每家三级甲等医疗机构该部门各从业年限段人员数占
比情况 …………………………………………………………… 39

图 1.41 医疗设备管理部门负责人任职年限分布情况 ………………… 40

图 1.42 医疗设备管理部门负责人在各任职年限段的人数占比情况 …… 40

图 2.1　不同等级医疗机构的设备总数情况 ·················· 42

图 2.2　不同等级医疗机构的甲乙类大型设备总数情况 ·········· 42

图 2.3　不同等级医疗机构的设备平均台数 ·················· 42

图 2.4　不同等级医疗机构甲乙类大型设备的平均台数 ·········· 43

图 2.5　全省医疗设备相关的各项价值(设备采购金额为 2022 年数据) ··· 43

图 2.6　不同等级医疗机构医疗设备相关的各项价值(设备采购金额为 2022
　　　　年数据) ································· 43

图 2.7　不同等级医疗机构医疗设备相关的平均每个机构各项价值情况(设
　　　　备采购金额为 2022 年数据) ··················· 44

图 2.8　医疗机构采取的质量安全工作措施情况 ·············· 44

图 2.9　医疗机构采取的医疗设备质控安全测试情况 ··········· 45

图 2.10　医疗机构质量安全工作不足的原因分析 ············· 46

图 2.11　2022 年不同维修台次数段的医疗机构分布情况 ········ 46

图 2.12　不同维修台次数段的医疗机构占比情况(2022 年) ······ 47

图 2.13　2022 年不同自修比例段(按设备件数计算)的医疗机构分布情况
　　　　 ····································· 47

图 2.14　开展各类医疗器械自修的医疗机构比例情况(2022 年) ···· 48

图 2.15　2022 年不同维修费用区间内的医疗机构分布情况 ······ 49

图 2.16　2022 年不同等级医疗机构各个维修费用区间(单位:万元)的医疗
　　　　机构数占比情况 ·························· 50

图 2.17　2022 年不同维修费用区间的医疗机构分布情况 ········ 51

图 2.18　2022 年不同等级医疗机构的甲乙类设备维修费用(单位:万元)在
　　　　各个区间的医疗机构占比情况 ·················· 51

图 2.18(续)　2022 年不同等级医疗机构的甲乙类设备维修费用(单位:万
　　　　元)在各个区间的医疗机构占比情况 ··············· 52

图 2.19　2022 年各保修费用区间的医疗机构分布 ············ 52

图 2.20　2022 年不同等级医疗机构在各个保修费用(单位:万元)区间的医
　　　　疗机构占比情况 ·························· 53

图 2.21　PM 设备数分布情况 ······················ 54

图 2.22　PM 覆盖率在各个百分比区间的分布情况 ··········· 55

图 2.23　不同医疗设备的 PM 覆盖率情况 ··············· 55

图 2.24　不同等级医疗机构在各个 PM 设备数区间的医疗机构占比情况
　　　　 ………………………………………………………………… 56

图 2.25　不同等级医疗机构 PM 覆盖率情况 ………………………… 57

图 2.26　医疗机构采取强制检定管理的情况 ………………………… 58

图 2.27　2022 年不同等级医疗机构医疗器械不良事件的平均每家医疗机构
　　　　 报告情况 …………………………………………………… 59

图 2.28　医疗机构医疗设备应急方案准备的情况 …………………… 60

图 2.29　医疗机构开展各类医疗设备采购前评价的情况 …………… 61

图 2.30　医疗机构医疗设备成本效益分析的数据来源 ……………… 62

图 2.31　医疗机构医疗设备成本效益分析的对象 …………………… 62

图 2.32　医疗机构医疗设备成本效益分析的指标 …………………… 62

图 2.33　医疗机构的相关信息系统建设情况 ………………………… 63

图 2.34　医疗机构的信息技术在临床工程与医疗器械管理中的应用情况
　　　　 ………………………………………………………………… 64

图 2.35　不同等级医疗机构的建成系统比例情况 …………………… 65

图 2.36　不同等级医疗机构的建成系统数量情况 …………………… 65

图 3.1　医疗设备管理部门人员继续教育途径占比情况 …………… 69

图 3.2　2022 年各地区及全省平均每家三级甲等医疗机构参加继续教育的
　　　　人次 …………………………………………………………… 70

图 3.3　2022 年各地区及全省三级甲等医疗机构平均每次医疗设备管理部
　　　　门人员参加继续教育的次数 ………………………………… 70

图 3.4　各个地区开展不同途径继续教育的医疗机构比例情况 …… 71

图 3.5　2022 年不同等级医疗机构平均继续教育人次 ……………… 72

图 3.6　2022 年不同等级医疗机构平均每位医疗设备管理部门人员获得继
　　　　续教育的次数 …………………………………………………… 73

图 3.7　不同等级医疗机构的继续教育途径的构成及占比情况 …… 73

图 3.7（续）　不同等级医疗机构的继续教育途径的构成及占比情况 ……… 74

图 3.8　课题分布 ……………………………………………………… 74

图 3.9　各类型课题占比 ……………………………………………… 75

图 3.10　各种类型论文的发表情况 …………………………………… 75

图 3.11　各种类型论文的占比情况 …………………………………… 76

图 3.12　不同等级医疗机构承担课题分布情况 ……………………… 76

图 3.13　不同等级医疗机构平均每家的论文发表情况 ……………… 77

鸣　谢

（按单位拼音排序）

下列单位为本书撰写提供基础数据并给予大力支持，在此致以诚挚的谢意。

安吉县第三人民医院东院　　　　　海宁市人民医院

安吉县人民医院　　　　　　　　　杭州市第七人民医院

安吉县中医医院　　　　　　　　　杭州市第三人民医院

苍南县人民医院　　　　　　　　　杭州市第一人民医院

长兴县第三人民医院　　　　　　　杭州市妇产科医院

长兴县妇幼保健院　　　　　　　　杭州市红十字会医院

长兴县人民医院　　　　　　　　　杭州市老年病医院

淳安县第一人民医院　　　　　　　杭州市西溪医院

慈林医院　　　　　　　　　　　　杭州市萧山区第三人民医院

慈溪市第七人民医院　　　　　　　杭州市萧山区第一人民医院

慈溪市第三人民医院　　　　　　　杭州市萧山区中医骨伤科医院

慈溪市妇幼保健院　　　　　　　　杭州市中医院

慈溪市龙山医院　　　　　　　　　杭州市肿瘤医院

慈溪市人民医院医疗健康集团（慈溪　横店文荣医院

市人民医院）　　　　　　　　　　湖州交通医院

慈溪市中西医结合医疗健康集团慈溪　湖州市第三人民医院

市红十字医院　　　　　　　　　　湖州市第一人民医院

德清县第三人民医院　　　　　　　湖州市妇幼保健院

德清县人民医院　　　　　　　　　湖州市南浔区练市人民医院

东阳市妇幼保健院　　　　　　　　湖州市南浔区菱湖人民医院

东阳市人民医院　　　　　　　　　湖州市南浔区人民医院

东阳市中医院　　　　　　　　　　湖州市南浔区中医院

海宁市第二人民医院　　　　　　　湖州市吴兴区妇幼保健院

湖州市吴兴区人民医院	宁波市北仑区人民医院
湖州市中心医院	宁波市第二医院
湖州市中医院	宁波市第九医院
嘉善县中医医院	宁波市第六医院
嘉兴市第二医院	宁波市奉化区人民医院
嘉兴市第一医院	宁波市妇女儿童医院
嘉兴市妇幼保健院	宁波市海曙区第三医院
嘉兴中医医院	宁波市精神病院
建德市第二人民医院	宁波市康复医院
江山市人民医院	宁波市医疗中心李惠利医院
解放军联勤保障部队第 903 医院	宁波市鄞州区第二医院
金华市婺城区第一人民医院	宁波市镇海龙赛医院
金华市婺城区人民医院	宁波市镇海区炼化医院
金华市中心医院	宁波市镇海区人民医院
缙云县人民医院	宁波市镇海区中医医院
景宁畲族自治县人民医院（县域医共体）	宁波市镇海区庄市街道社区卫生服务中心
开化县人民医院	宁波市中医院
兰溪市人民医院	磐安县人民医院
丽水市第二人民医院	平湖市第一人民医院
丽水市莲都区人民医院	平湖市妇幼保健院
丽水市人民医院	平湖市中医院
丽水市中心医院	浦江第二医院有限公司
丽水市中医院	浦江县人民医院
临海市第二人民医院	青田县人民医院
临海市中医院	青田县中医医院
龙港市人民医院	庆元县人民医院
龙泉市人民医院	衢州市第三医院
龙游县人民医院	衢州市人民医院
宁波大学附属第一医院	衢州市中医医院
宁波大学附属康宁医院	瑞安市人民医院
宁波明州医院	三门县人民医院

绍兴第二医院医共体总院　　　　　桐庐县第二人民医院

绍兴袍江医院有限公司　　　　　　桐乡市第一人民医院

绍兴人越城区人民医院　　　　　　温岭市第一人民医院

绍兴市第七人民医院　　　　　　　温岭市中医院

绍兴市妇幼保健院　　　　　　　　温州市洞头区人民医院

绍兴市柯桥区妇幼保健院　　　　　温州市人民医院

绍兴市柯桥区中医医院医共体总院　温州市中西医结合医院

绍兴市口腔医院　　　　　　　　　温州市中心医院

绍兴市上虞第二人民医院　　　　　温州市中医院

绍兴市上虞妇幼保健院　　　　　　温州医科大学附属第一医院

绍兴市上虞区中医医院　　　　　　文成县人民医院

绍兴市上虞人民医院　　　　　　　武警浙江省总队医院

绍兴市中心医院医共体安昌分院　　武义县妇幼保健院

绍兴市中心医院医共体华舍分院　　仙居县人民医院

绍兴市中心医院医共体柯桥分院　　仙居县中医院

绍兴市中心医院医共体马鞍分院　　象山县第一人民医院

绍兴市中心医院医共体齐贤分院　　新昌县人民医院

绍兴市中心医院医共体钱清分院　　新昌县中医院

绍兴市中心医院医共体总院　　　　新昌张氏骨伤医院

绍兴市中医院　　　　　　　　　　义乌市中心医院

绍兴文理学院附属医院　　　　　　义乌市中医医院

嵊州市人民医院　　　　　　　　　永嘉县人民医院

嵊州市中医院　　　　　　　　　　永康市第一人民医院

松阳县人民医院　　　　　　　　　余姚市人民医院

遂昌县人民医院　　　　　　　　　玉环市第二人民医院健共体集团

台州恩泽医疗中心（集团）恩泽医院　玉环市人民医院

台州市第一人民医院　　　　　　　玉环市中医院

台州市妇女儿童医院　　　　　　　云和县人民医院

台州章氏骨伤医院　　　　　　　　云和县中医院

泰顺县人民医院　　　　　　　　　浙江大学医学院附属第一医院

天台县人民医院　　　　　　　　　浙江大学医学院附属妇产科医院

天台县中医院　　　　　　　　　　浙江大学医学院附属邵逸夫医院

浙江省嘉善县第一人民医院

浙江省立同德医院

浙江省人民医院

浙江省绍兴市人民医院

浙江省台州医院

浙江省武义县第一人民医院

浙江省中医院

浙江省舟山医院

浙江中医药大学附属第二医院

舟山市妇女儿童医院

诸暨市第二人民医院

诸暨市第六人民医院

诸暨市第三人民医院

诸暨市第四人民医院

诸暨市妇幼保健院

诸暨市人民医院

诸暨市中心医院

诸暨市中医医院

参考文献

高关心,裴智军,李德鹏.内蒙古医疗机构临床工程人员现状及发展研究[J].中国医疗设备,2015,30(2):142-143+124.

韩晶晶,方莹,蒋红兵.南京地区临床工程部门现状调查及分析[J].中国医疗设备,2013,28(7):106-108.

姜瑞瑶,陈颖,李斌.上海地区临床工程人员情况调查与培训需求分析[J].中国医疗设备,2013,28(5):123-125.

姜远海,彭明辰.临床工程技术[M].北京:科学出版社,2002.

浙江省医师协会医疗设备管理部门人员分会.浙江省临床工程发展白皮书(2020)[R].2020.

郑焜,陈龙,虞成,等.浙江省医院医学工程部门基线调查及思考[C]//2011年浙江省医学会医学工程学分会第九届学术年会论文汇编,2011:138-141.

中国医师协会医疗设备管理部门人员分会.中国医疗设备管理部门人员职业发展研究报告[M].北京:北京大学医学出版社,2020.

DYRO J F. The Clinical Engineering Handbook[M]. Waltham：Elsevier Academic Press，2004:207.

The American College of Clinical Engineering Clinical Engineer[EB/OL].[2024-08-23]. https://accenet.org/about/pages/clinicalEngineer.aspx.